人工智能与泌尿系统疾病
（Artificial Intelligence and Urinary Diseases）

史本康　杨向东　主编

山东大学出版社
SHANDONG UNIVERSITY PRESS
·济南·

图书在版编目(CIP)数据

人工智能与泌尿系统疾病 / 史本康,杨向东主编
. —济南:山东大学出版社,2022.12
ISBN 978-7-5607-7788-7

Ⅰ. ①人… Ⅱ. ①史… ②杨… Ⅲ. ①人工智能—应用—泌尿系统疾病—诊疗 Ⅳ. ①R69-39

中国国家版本馆 CIP 数据核字(2023)第 029614 号

策划编辑 徐 翔
责任编辑 毕文霞
文案编辑 毕玉璇
封面设计 张 荔

人工智能与泌尿系统疾病
RENGONG ZHINENG YU MINIAOXITONG JIBING

出版发行	山东大学出版社
社 址	山东省济南市山大南路 20 号
邮政编码	250100
发行热线	(0531)88363008
经 销	新华书店
印 刷	山东新华印务有限公司
规 格	787 毫米×1092 毫米 1/16
	10.25 印张 237 千字
版 次	2022 年 12 月第 1 版
印 次	2022 年 12 月第 1 次印刷
定 价	76.00 元

前言 PREFACE

　　泌尿系统由肾脏、输尿管、膀胱、尿道及相关的血管与神经等组成,其功能包括滤过功能(生成和排泄尿液,排除人体多余的水和代谢废物)、重吸收和排泌功能(调节机体内环境稳态,保持水、电解质及酸碱平衡)、内分泌功能(调节血压、红细胞生成和骨骼生长等)。泌尿系统疾病既包括系统本身的器质性损伤(原发性/继发性肾小球疾病、遗传性肾小球疾病等),也包括功能性障碍(急/慢性肾衰竭、泌尿系梗阻、尿失禁、神经源性膀胱功能障碍等)。同时,泌尿系统也易发肿瘤、结石、感染等疾病,这些疾病既可能是泌尿系统自身的原发性病变,也可能是继发于其他系统的病变。近年来,泌尿系统疾病的发病率逐年升高,尤其是慢性肾衰竭、泌尿系肿瘤、排尿功能障碍等疾病的发病率急剧升高,严重威胁着患者的生命,同时也极大地降低了患者的生活质量。泌尿系统疾病是目前医学领域的研究热点。

　　人工智能(AI)是迅速发展的新兴学科,正处于一个蓬勃发展、更加深入的阶段。医学人工智能是医学和人工智能的交叉领域,是主要研究人工智能相关的医学基础、医学知识表示、医学获取和医学应用的科学。人工智能的快速发展可有效推进疾病的诊断、治疗和管理,其在泌尿系统疾病诊治的多个环节也可发挥重要作用,如影像识别、辅助诊断、手术导航、精准治疗等。在肾脏疾病领域,人工智能目前已逐步渗透血液净化治疗领域,有效提高了患者血液净化治疗质量。在可预见的将来,在慢性肾炎病理学诊断、AI辅助肾脏穿刺、可携带"人工肾"等领域,人工智能也可以发挥重要作用。在泌尿系肿瘤的诊断中,人工智能也深度参与了肿瘤的影像学和病理诊断,另外,在泌尿系肿瘤的腹腔镜手术和机器人手术中,通过人工智能进行术前规划和术中导航,提高了手术的精准性和安全性,智能设备

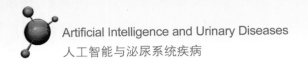
在泌尿外科手术中的应用比例越来越高,机器人腹腔镜手术、机器人前列腺增生手术以及机器人泌尿系结石手术都在人工智能的发展浪潮中不断得到推进、更新,帮助医生更加精准、更加安全地完成治疗。

本书的出版目的是让学生了解人工智能在泌尿系统疾病诊疗应用中的基本现状,明白人工智能在泌尿系统疾病领域研究的热点和医学基本原理,帮助学生建立医学人工智能研究和发展的基本框架及轮廓,对医学人工智能具有基本的认识。

本书主要从诊断和治疗入手介绍泌尿系统疾病,重点介绍人工智能在泌尿系统疾病中的应用和潜在应用价值。全书共分为九章,第一至第四章重点讲解了人工智能在内科肾脏病领域的应用热点、应用前景及相应的基本医学原理;第五至第九章重点讲解了人工智能在泌尿外科领域的应用热点、应用前景及相应的基本医学原理。通过对泌尿系统疾病简洁而清晰的介绍,希望读者和学生能从中获得启发,推动人工智能在泌尿系统疾病中的应用,促进医工结合的发展,最终造福广大患者。本书中个别外文单词或字母缩写暂无正式中文译名,为避免讹误,未翻译为中文。

本书作者以山东大学齐鲁医院泌尿外科和肾内科医生为主体,在全部编写过程中,全体编者严谨、认真,对所负责内容仔细校对,力求呈现给读者一本内容详实、有所创新的图书,但限于作者水平,书中难免有不妥之处,恳请广大读者批评指正。

编　者

2022 年 11 月

目录 CONTENTS

第一章　肾病综合征

学习目的

1.了解肾病综合征的病因和病理生理过程。

2.掌握肾病综合征的诊断。

3.熟悉肾病综合征的诊断和病理分型、治疗原则。

4.掌握人工智能在肾脏病理诊断中的应用。

案例

主诉:双下肢浮肿14天。

现病史:患者于14天前无明显诱因出现双下肢水肿,双下肢水肿以晚间为甚,劳累时常加重,伴有腰膝酸软、体重增加、食欲缺乏、恶心,无厌油及右季肋部疼痛。小便量少色深,尿中泡沫增多,无尿色发红,无尿频、尿急、尿痛。患者发病前一月内无发热、咽痛或关节痛;发病以来睡眠欠佳,多梦。患者排便正常。此次经本院门诊诊断为"肾病综合征"而入院。

查体:体温 36.2 ℃;脉搏 94 次/分;呼吸 21 次/分;血压 136/103 mmHg;无明显贫血貌,心、肺正常,肝脾肋缘下未触及。

辅助检查:血浆总蛋白 42.3 g/L,白蛋白 26.5 g/L,球蛋白 15.8 g/L;总胆固醇 7.85 mmol/L,甘油三酯 2.00 mmol/L;血尿素氮 7.14 mmol/L(20 mg/dL),肌酐 88.4 μmol/L(1 mg/dL);尿常规显示蛋白定性(+++),余项正常;本周氏蛋白阴性。

初步诊断:肾病综合征。

诊疗经过:住院期间完善相关辅助检查,如血常规、尿常规、尿蛋白肌酐比值、24 h 尿蛋白定量、肾小管功能测定、抗核抗体谱、抗磷脂酶 A2 受体抗体、抗肾小球基底膜抗体,并完善腹部 CT、泌尿系 B 超等检查。住院期间给予患者利尿、消肿、限盐等对症支持治疗。相关结果显示,排除继发因素,且 B 超未见双肾体积缩小及肾皮质明显变薄,遂行肾脏穿刺活检。肾脏穿刺活检病理结果共查见 46 个肾小球,显示肾小球毛细血管壁弥漫增厚,节段性钉突形成,足细胞肿胀,肾小球系膜区轻度节段增殖,每个增殖区存在 3~5 个系膜细胞,系膜基质轻度节段扩大,内皮细胞肿胀,MASSON 染色显示散在嗜复红蛋白沉积,肾小管上皮细胞肿胀,空泡变性,可见少量蛋白管型;肾间质无明显纤维化及炎症反应,间质内细小动脉管壁无增厚。免疫组化:IgG4(＋),PLA2R(－),刚果红(－)。病理诊断结果为早期膜性肾病;电镜结果表明肾小球系膜细胞及系膜基质无增生扩大,毛细血管壁基底膜轻度弥漫增厚,上皮下可见较多电子致密物沉积,钉突形成,细胞弥漫性足突融合,肾小管上皮细胞肿胀,细胞器肿胀,基底膜无明显增厚,间质灶性水肿。电镜诊断:Ⅱ期膜性肾病。

医工结合点:人体各组织脏器具有不同的声阻抗和衰减特性,不同的反射与衰减是构成超声图像的基础,根据接收到的回声的强弱,将其用不同强度的光点显示在屏幕上,可发现体内组织、脏器的变化。泌尿系超声是针对泌尿系(肾脏、输尿管、膀胱、前列腺)的辅助检查,泌尿系超声可以发现肾脏大小、形态,以及有无肾实质损害、积水、梗阻、肿瘤,还可以发现肾脏血管情况,辅助临床诊断和鉴别。同时,超声下引导肾脏穿刺活检也为诊断原发性肾小球疾病做出了重要贡献,大大避免了肾穿刺引起的出血、损伤、未穿到肾脏实质等情况,提高了诊断效率,减少了肾穿刺活检的并发症。

思考题

除了超声,还有什么应用于肾病综合征诊断和治疗的医工交叉设备?

案例解析

一、疾病概述

(一)定义

肾病综合征(nephrotic syndrome,NS)的诊断标准是:①大量蛋白尿(＞3.5 g/d);②低白蛋白血症(血清白蛋白＜30 g/L);③水肿;④高脂血症。其中,前两项为诊断的必备条件。临床上,不能仅满足肾病综合征的诊断,还必须对其病因、病理、并发症进行完整诊断,以提高肾病综合征治疗的缓解率,进而改善患者的预后。

肾病综合征根据病因分为原发性 NS 和继发性 NS,前者之诊断主要依靠排除继发性NS。继发性 NS 的常见病因包括糖尿病肾病、狼疮性肾炎、肾淀粉样变性、药物、肿瘤等。

原发性肾病综合征主要有五种病理类型,包括微小病变性肾病(minimal change disease,MCD)、局灶节段性肾小球硬化(focal segmental glomerulosclerosis,FSGS)、系膜增生性肾小球肾炎(mesangial proliferative glomerulonephritis,MsPGN)、膜性肾病(membranous nephropathy,MN)、系膜毛细血管性肾小球肾炎(membrano-proliferative glomerulonephritis,MPGN,又称"膜增生性肾小球肾炎")。

(二)病理生理变化

1.大量蛋白尿

肾小球基底膜受损导致中分子蛋白进入原尿,超过肾小管重吸收能力,形成大量蛋白尿。增加肾小球内压力及导致高灌注、高滤过的因素(高血压、高蛋白饮食或大量输注血浆蛋白)均可加重尿蛋白的排出。

2.水肿

水肿的形成是因为大量蛋白尿引起低蛋白血症,血浆胶体渗透压下降,水分进入组织间隙。肾素-血管紧张素系统激活和抗利尿激素分泌增加也可引起对钠重吸收的增加,引起水钠潴留。另外,肾脏本身也可引起水钠潴留。

3.低蛋白血症

大量蛋白尿会促进肝脏合成蛋白质增加,同时,由于近端肾小管摄取滤过蛋白较多,可使肾小管分解蛋白增加。肝脏合成的蛋白增加不足以克服丢失和分解时,会出现低白蛋白血症。消化道黏膜水肿、食欲下降导致的摄入不足可进一步加重低蛋白血症。除白蛋白外,血浆中的某些免疫球蛋白、补体、抗凝因子、纤溶因子、金属结合蛋白及内分泌激素结合蛋白也可减少;由于肾小管损伤严重,大量蛋白尿和非选择蛋白尿更为明显,血浆中各种功能蛋白的丢失增多,易产生感染、高凝、内分泌紊乱、微量元素缺乏和免疫功能低下等并发症。

4.高脂血症

高脂血症多表现为高胆固醇血症和(或)高甘油三酯血症,并可伴有低密度脂蛋白(LDL)、极低密度脂蛋白(VLDL)及脂蛋白a(LPA)的升高,高密度脂蛋白(HDL)正常或降低。高脂血症的发生与肝脏脂蛋白合成增加、外周组织利用及分解减少有关。

(三)原发性肾病综合征病理类型

原发性肾病综合征常见的病理类型包括微小病变性肾病(MCD)、系膜增生性肾小球肾炎(MsPGN)、局灶节段性肾小球硬化(FSGS)、膜性肾病(MN)、膜增生性肾小球肾炎(MPGN)。

1.MCD

MCD患者的肾小球光镜下基本正常,近端肾小管上皮细胞可见脂肪变性,故又被称为"类脂性肾病"。免疫荧光阴性,电镜下特征性表现为弥漫性足突融合,肾小球内一般无电子致密物沉积。

MCD占儿童原发性肾病综合征的80%～90%,占成人的10%～20%,男性发病多于女性,儿童高发,有典型的肾病综合征表现,15%的患者伴有镜下血尿。30%～40%的患者在发病数月后自发缓解,90%的患者对糖皮质激素治疗敏感。

2.MsPGN

光镜下可见肾小球弥漫性系膜细胞增生伴系膜基质增多,常伴有C3在肾小球系膜区或沿毛细血管壁呈颗粒状沉积。按免疫荧光结果,MsPGN可分为IgA肾病(单纯IgA或以IgA沉积为主)和非IgA系膜增生性肾小球肾炎(以IgG或IgM沉积为主);IgA肾病目前为我国原发性NS中最常见的病理类型。

本病约占肾病综合征的30%,男性发病多于女性,好发于青少年。约50%患者有前驱感染,可于上呼吸道感染后急性起病,甚至表现为急性肾炎综合征。非IgA系膜增生性肾小球肾炎患者约有50%表现为肾病综合征,约70%伴有血尿;而IgA肾病患者几乎均有血尿,约15%出现肾病综合征。

3.FSGS

FSGS的病理特征为肾脏局灶、节段性损害。病变以系膜基质增多、血浆蛋白沉积、球囊粘连、玻璃样变性为特征,伴或不伴球性硬化。电镜可见受累节段系膜基质增多、电子致密物沉积和足细胞足突广泛融合,免疫荧光呈现IgM和C3团块状沉积。

该病理类型占我国原发性肾病综合征的5%~10%,本病好发于青少年男性,多为隐匿起病,部分病例可由微小病变转换而来,约75%患者伴有血尿,部分患者可见肉眼血尿。多数患者合并高血压,约30%有肾功能减退。

4.MN

MN为以局限于肾小球基底膜的免疫复合物沿肾小球基底膜外侧(上皮下)沉积,刺激基底膜增殖,致使"钉突"形成、基底膜弥漫增厚为特征的一种疾病。MN的光镜下特征性表现为肾小球毛细血管基底膜弥漫性增厚。免疫荧光显示Ig和补体C3围绕毛细血管壁或基底膜弥漫颗粒样沉积,也可伴IgA和IgM的沉积。电镜下可见基底膜上皮下或基底膜内散在或规则分布的电子致密物沉积,上皮细胞广泛足突融合。

本病多发于男性,中老年人好发,起病隐匿。80%表现为肾病综合征,约30%可伴有镜下血尿。发病5~10年发生肾功能损害。MN患者易发生血栓栓塞并发症,肾静脉血栓发生率高达10%~40%;有20%~35%的患者临床表现可自行缓解。

5.MPGN

MPGN以肾小球基底膜增厚、系膜细胞及系膜基质弥漫重度增生,毛细血管袢呈"双轨征"为其典型特征性病理改变。免疫病理检查常见IgG和C3呈颗粒状沿系膜区及基底膜沉积。电镜下系膜区和内皮下可见电子致密物沉积。

该病理类型占我国肾病综合征的10%~20%。男性多于女性,好发于青壮年。25%~33%的患者常在上呼吸道感染后表现为急性肾炎综合征;50%~60%的患者表现为肾病综合征。几乎所有患者均伴血尿,少数可见发作性肉眼血尿。肾功能损害、高血压及贫血出现较早。

(四)临床表现

1.症状和体征

NS可发生于任何年龄,发病前可有职业病史、有毒有害物接触史、服用药物或食物过敏史等情况;可继发于呼吸道感染、皮肤感染、病毒性肝炎、肿瘤、糖尿病、系统性疾病等起病,患者可有乏力、恶心、腰酸、食欲下降等,部分患者可无明显临床症状。除水肿、蛋白尿外,临床还可表现为血尿、高血压及不同程度肾功能减退。

其主要症状为水肿,特点是水肿首先出现于皮下组织较疏松部位,如眼睑、颜面等处,然后出现于下肢(常从踝部开始),多为指压凹陷性水肿,严重时可发展至全身,引起胸水、腹水、心包积液。水肿与体位有明显关系,如出现一侧下肢与体位无关的固定性水肿时应怀疑下肢深静脉血栓形成。但也有部分患者可水肿不明显。

2.实验室检查

典型的肾病综合征实验室检查表现为:①大量蛋白尿(尿蛋白定量>3.5 g/d);②低

白蛋白血症(血浆白蛋白<30 g/L);③高脂血症。此外,尿沉渣镜检红细胞可增多,可见管型,肾功能正常或受损(GFR 下降),可伴免疫指标(抗核抗体、抗双链 DNA、ANCA、免疫球蛋白等)、肿瘤指标(CEA、AFP、CA-125 等)、病毒指标(HBV、HCV、HIV 等)、骨髓穿刺活检异常,肾穿刺活检可明确病理分型。

3.肾病综合征的主要并发症

(1)感染:肾病综合征患者由于存在营养不良、免疫状态异常、应用激素及免疫抑制剂等情况,感染的机会增加。感染多发生在呼吸道、泌尿系统和消化道。常见的致病菌有肺炎球菌、溶血链球菌等,可引起呼吸道感染(肺炎、支气管炎、胸膜炎);其他如结核杆菌、病毒(疱疹病毒等)、真菌的感染机会也明显增加。当严重肾病综合征伴大量腹水时,易在腹水的基础上发生自发性细菌性腹膜炎(spontaneous bacterial peritonitis,SBP)。

(2)血栓栓塞:血栓栓塞是肾病综合征常见的、甚至严重致死的并发症之一。临床上以肾静脉和深静脉血栓最为常见,部分可呈典型肺梗死表现。大多数肾静脉血栓的患者表现为亚临床型。膜性肾病中肾静脉血栓的发生率最高,可达 50% 以上,其次为膜增生性肾炎。

(3)急性肾衰竭:急性肾衰竭是肾病综合征的主要并发症之一,可发生在肾病综合征的不同阶段,但以疾病初期和肾病未获缓解时的发生率为最高。合并急性肾衰竭的原因主要包括:①严重血容量不足所致的肾前性氮质血症;②缺血、感染或药物引起的急性肾小管坏死;③感染、药物及过敏导致的急性间质性肾炎;④高凝导致的急性肾静脉血栓形成;⑤肾间质水肿。对肾病综合征合并急性肾衰竭者应积极寻找原因,及早给予对因治疗,肾功能大多可恢复正常。

(4)蛋白质及脂质代谢紊乱:肾病综合征患者存在明显的低白蛋白血症,蛋白代谢呈负平衡。长期低白蛋白血症可造成患者营养不良、贫血、机体抵抗力下降、生长发育迟缓、甲状腺激素水平低下、钙磷代谢紊乱、维生素 D 缺乏等。高脂血症是 NS 患者肾功能损害进展的危险因素之一,高脂血症可加重肾小球的硬化。

二、疾病预防、诊断、治疗、康复

(一)预防

(1)适度锻炼、增强体质:通过锻炼提高自身身体素质,增强机体免疫力。推荐有氧运动,如快走、慢跑、骑自行车、打太极拳等。

(2)保持情绪稳定:维持良好心态,保持乐观、积极向上的生活态度。

(3)作息规律、健康饮食:早睡早起、避免熬夜,维持正常的生物节律。多饮水,不要憋尿。低盐、低脂、优质蛋白质饮食,多进食富含多聚不饱和脂肪酸的食物,注意补充铁、钙和富含可溶性纤维的食物,如燕麦、豆类等。

(4)预防感染:肾病综合征患者起病前多有上呼吸道感染等前驱症状。勤洗手、多饮水、保持鼻腔卫生,避免脏手接触口、眼、鼻,日常生活中注意保暖,保持居住环境的整洁卫生及环境通风,易感季节外出应戴口罩,减少参加人群聚集性活动等都可对上呼吸道

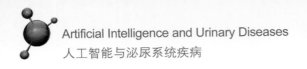

感染性疾病起到预防作用。

（5）避免使用肾毒性药物，如造影剂、NSAIDs 药物、氨基糖苷类抗生素、两性霉素 B、阿昔洛韦、磺胺类药物等。

（6）规律体检，严格控制基础疾病，如高血压、糖尿病等慢性疾病。肾病综合征常见的继发因素包括糖尿病、慢性乙型病毒性肝炎、高血压等。对于糖尿病患者来说，应积极控制血糖，这是预防肾脏病发生、延缓肾脏病进展的主要手段。1 型糖尿病患者糖化血红蛋白应控制在正常高限以上的两个百分点以内，2 型糖尿病患者应控制在正常范围内。对于合并高血压的患者，应用血管紧张素酶抑制剂或血管紧张素 Ⅱ 受体阻滞剂抑制肾素-血管紧张素系统，注意检测血钾水平和血肌酐水平，血压靶目标为 130/80 mmHg。对于慢性乙型病毒性肝炎患者而言，应积极口服抗病毒药物，控制病毒复制，并及时复查尿常规，监测尿液情况。

（二）诊断

NS 的诊断依据：①大量蛋白尿（尿蛋白定量＞3.5 g/d）；②低白蛋白血症（血浆白蛋白＜30 g/L）；③高度水肿；④高脂血症（血浆胆固醇、甘油三酯均明显增高）。

（三）治疗

1.病因治疗

有继发性原因者应积极治疗原发病，包括积极控制血糖，控制血压，手术或化疗治疗肿瘤，停用相关药物，进行积极有效的抗肝炎病毒治疗，治疗感染性疾病，有效控制自身免疫性疾病等。

2.对症支持治疗

（1）一般治疗：包括休息、饮食等。

1）休息：肾病综合征患者应注意休息，有严重水肿及低白蛋白血症者应以卧床休息为主。病情稳定者应适当活动，以防止血栓形成。

2）饮食：在肾病综合征严重低白蛋白血症时，蛋白质的摄入量为 1.2～1.5 g/(kg·d)；在严重水肿或高血压时，应限制钠盐及水的摄入量，一般钠摄入量为 2～3 g/d。

（2）利尿消肿：对于水肿明显，限钠限水后仍不能消肿者可适当选用利尿剂。

1）噻嗪类利尿剂：主要作用于远曲小管，通过抑制氯和钠在髓袢升支后段及远端小管前段的重吸收而发挥利尿作用，常用氢氯噻嗪，使用时需注意低钠和低钾的发生。

2）袢利尿剂：主要作用于髓袢升支粗段，抑制钠、钾和氯的重吸收。利尿作用快速而强大，常用呋塞米，其他袢利尿剂如托拉塞米，利尿作用较强而持久，尿钾、钙的排出作用较呋塞米弱。使用时注意低钠、低钾和低氯的发生。

3）保钾利尿剂：主要作用于远端小管后段，抑制钠和氯的重吸收，但有潴钾作用，保钾利尿剂单独使用利尿效果欠佳，与噻嗪类利尿剂合用能增强利尿效果，减少电解质紊乱的发生，常用螺内酯，使用时注意高血钾的发生，肾功能不全者慎用。

4）补充白蛋白：可提高血浆胶体渗透压，促进组织间隙中的水分回吸收至血管内而发挥利尿作用。补充白蛋白的适应证为肾病综合征严重水肿、明显低白蛋白血症、使用利尿剂不能达到利尿消肿效果。补充白蛋白可以减轻水肿等症状,但对病程没有明显的影响。NS 治疗不应过度补充白蛋白而应强调针对原发病的治疗。

（3）降压治疗:应严格控制肾病综合征合并高血压患者的血压,降压的靶目标应低于 130/80 mmHg,一般多选用血管紧张素转换酶抑制剂（ACEI）、血管紧张素Ⅱ受体拮抗剂（ARB）、血管紧张素受体脑啡肽酶抑制剂（ARNI）或钙通道阻滞剂（CCB）。虽然 ACEI、ARB、ARNI 能有效控制血压、降低蛋白尿、延缓肾衰进展、降低心血管并发症的发生率和死亡率等,但在肾病综合征合并严重水肿、存在肾血流量相对不足时,应避免使用,以免引起肾前性急性肾衰。在肾病综合征部分缓解或稳定后开始应用,并可根据病情剂量翻倍或联合其他降压药物如 CCB、β-受体阻滞剂、α-受体阻滞剂、利尿剂等,以达到血压控制目标,降低蛋白尿。

（4）糖皮质激素:原发性肾病综合征治疗的最基本药物仍为糖皮质激素。激素通过抑制免疫炎症、抑制醛固酮和抗利尿激素分泌以及影响肾小球基底膜通透性发挥其利尿、消除尿蛋白的作用。激素的使用原则为:①起始剂量要足[常用泼尼松 1.0 mg/（kg·d）];②疗程要足够（4～12 周）;③减药要慢（每 1～2 周减原用量的 10%）;④小剂量维持治疗:常复发的 NS 患者在完成 8 周大剂量疗程后逐渐减量,当减至 0.4～0.5 mg/（kg·d）时,则将两日剂量的激素隔日晨顿服,维持 6 个月,然后再逐渐减量。长程糖皮质激素治疗时应注意药物不良反应（如高血糖、高血压、股骨头无菌性坏死、消化道溃疡、感染等）,定期进行相关检查。

（5）免疫抑制剂治疗:对于激素依赖或激素抵抗,可考虑在激素基础上加用或单用免疫抑制剂治疗,但要密切注意药物的毒副反应。

1）烷化剂:环磷酰胺（cyclophosphamide,CTX）是临床应用最多的烷化剂。CTX 的主要不良反应为骨髓抑制、肝功能损害、性腺抑制、脱发、出血性膀胱炎、感染加重及消化道反应,使用过程中应定期检查血常规和肝功能。

2）环孢素 A（cyclosporin A,CsA）:钙调磷酸酶抑制剂,可通过选择性抑制 T 辅助细胞及细胞毒效应而起作用。环孢素 A 的不良反应主要为齿龈增生、多毛、肝肾毒性等。肾功能不全及小管间质病变严重的患者慎用。

3）其他:吗替麦考酚酯（mycophenolate mofetil,MMF）、他克莫司（FK506,Tacrolimus)等用于治疗激素抵抗和激素依赖的原发性肾病综合征有一定疗效,主要抑制 T、B 淋巴细胞增殖,能增加肾病综合征的缓解率、降低复发率、减少激素等的不良反应,具体剂量、疗程视个体而异。

（6）中医药治疗:雷公藤总苷具有抑制免疫、抑制肾小球系膜细胞增生的作用,可改善肾小球滤过膜通透性;主要不良反应为性腺抑制、肝功能损害及外周血白细胞减少。

3.并发症治疗

（1）抗凝和抗血小板黏附治疗:由于严重的低白蛋白血症、凝血因子的丢失和激素的使用,肾病综合征患者常处于高凝状态,其血栓栓塞并发症发生率较高,以下肢深静脉栓塞和肾静脉血栓形成为常见,尤其是膜性肾病患者,血栓形成率高达 50%～60%。建议对血浆白蛋白水平低于 20 g/L 的肾病综合征患者常规应用抗凝和抗血小板黏附剂。常用的药物包括：①普通肝素和低分子量肝素：使用普通肝素，活化部分凝血活酶时间（activated partial thromboplastin time，APTT）为正常值的 1.5～2.5 倍；使用低分子量肝素 4 小时左右时监测抗凝血因子 X a 活性，维持其活性在 1.0 左右。肝素的主要不良反应为血小板减少、黏膜出血、伤口出血等，严重者可发生致命性出血。②双香豆素：应密切监测凝血酶原时间（prothrombin time，PT），主要不良反应是出血、血肿，一旦严重出血，应立即停药，并给予维生素 K 10 mg 静注对抗。③抗血小板黏附药：如阿司匹林，常规剂量 50～100 mg，每天口服 1 次。④磷酸二酯酶抑制药：如双嘧达莫（dipyridamole），常规剂量为每次 50 mg，每天口服 3 次，较常见的不良反应为头痛、胃肠道刺激等。

（2）降脂治疗：临床上根据血脂的异常情况选择降脂药物，如以胆固醇升高为主，则选用 3-羟基-3-甲基戊二酰单酰辅酶 A（HMG-CoA）还原酶抑制剂，如辛伐他汀、氟伐他汀、阿托伐他汀、普伐他汀等；以甘油三酯升高为主，则选用纤维酸类药物（fibric acid），如非诺贝特、吉非贝齐等。降脂药物的主要不良反应是肝毒性和横纹肌溶解，使用过程中需注意监测肝功能和肌酶，并避免同时使用两类降脂药物。

（3）其他并发症（感染、急性肾损伤、代谢紊乱等）的诊疗：①感染：感染与患者复发和疗效密切相关，其发生与免疫抑制剂的应用、蛋白质营养不良和自身免疫紊乱相关，根据不同的感染情况，给予抗菌、抗病毒、抗真菌治疗。②急性肾损伤：部分患者因有效循环血容量不足引起肾前性氮质血症，经扩容利尿后可改善；部分患者因肾间质水肿，大量管型堵塞肾小管引起急性肾损伤。③代谢紊乱：主要是蛋白质代谢紊乱和脂质代谢紊乱。对于蛋白质代谢紊乱的患者，不主张输注白蛋白或血浆来纠正，主要通过控制尿蛋白纠正。若患者白蛋白水平低于 20 g/L 且水肿明显，考虑短期应用白蛋白。

（四）康复

肾病综合征患者的康复是一个漫长的过程，需要从以下几个方面给予患者康复指导：①保证休息、避免劳累，但同时患者也需要少量活动，以防止双下肢深静脉血栓形成。肾病综合征早期应以卧床为主，不少于 2～3 周。期间按摩下肢肌肉，促进血液循环，避免深静脉血栓形成。病情稳定后可少量活动，按恢复情况逐步增加活动量。②膳食指导：由于大量蛋白质从尿液中丢失，会导致代谢紊乱、电解质紊乱及营养素缺乏。在水肿期，应给予限盐（NaCl＜3 g/d）、优质蛋白饮食，如鸡蛋、瘦肉等，每日蛋白摄入量以 1.0 g/kg 为宜，建议多进食含多聚不饱和脂肪酸的食物，如鱼油、植物油等，保证每日热量维持在 125～146 kJ/(kg·d)。服用激素患者的食欲增加，应限制热量摄入，预防体重增加。③药物指导：肾病综合征治疗时间长，治愈难度较高。患者应严格执行医生制定的治疗方案，不可擅自停药或者减药，出现不良反应及时与医生沟通。服用激素患者的常见不良反应是低血钙和骨质疏松，应在日常生活中增加钙的摄入，多吃新鲜的水果、蔬菜。对于服用免疫抑制剂的患者，应明确其常见的不良反应，定期复查肝肾功、药物浓度，定期调整治疗方案。服用利尿剂患者常常伴有电解质紊乱，也要定期复查血生化，调整用药。④心理指导：肾病综合征患者因水肿、病情反复、经济情况等原因容易有焦虑、恐慌等心理，应及时与医生沟通病情，正确认识疾病，增强治疗信心，积极接受治疗。

三、医工交叉应用的展望

肾病综合征并非独立疾病,在肾活检基础上完善病理类型的诊断尤为重要。在我国病理诊断领域,培养病理医生的周期非常长。此外,相比于影像科,病理科有着自动化程度低的特点,常规的病理检验至少需要 3 天。如果有较为疑难的病症,行免疫组化或电镜检查,所需诊断时间长达 7~10 天。

病理切片的采集与重建:病理图像可分为组织学图像和细胞学图像,包括基本病理诊断 HE 切片,特殊染色、免疫组化病理图像,荧光原位杂交染色图像等,需要针对不同的病理切片制定规范的实验流程及标准。

当前的病理诊断主要以手工操作为主导,所以当下的主要问题在于降低重复性工作,提升病理诊断效率。人才培养和诊断周期过长加剧了医院病理检测的压力,技术应用场景是病理 AI 的"最后一公里",目前属于薄弱环节。而 AI 技术的出现将有效辅佐我国病理检测行业走好这"最后一公里"。

目前,病理 AI 的研究主要有三个部分,包括开发模型、建立关联性和预后预测,可以覆盖从基层医院到三甲医院的不同应用场景。人工智能将以迅速、标准化的方式处理医学影像,分辨出单个小区域内被标注为"异常"的像素,对可疑影像进行勾画、渲染,并给出辅助诊断建议。

对来自国家肾脏疾病临床医学研究中心,经病理明确诊断为 IgA 肾病患者的光镜切片的肾小球病变及结构进行精准标注后,训练多种深度学习模型,最终整合成人工智能肾脏病理识别系统——ARPS 系统,该系统可精准识别肾小球基本病变(球性硬化、节段硬化、新月体),识别精度可比初级病理医生的识别精度高 5%~11%,识别速度更是比病理医生的识别速度高 50~90 倍。研究证明,人工智能病理模型可以对肾脏病理组织中肾小球结构及病变进行精准识别,为未来人工智能助力肾脏病理诊断提供基础,也可帮助肾脏病理走向数字化、精准化迈出重要一步。

(一)病理切片机的种类及适用组织

组织切片机一般分为轮转式切片机和冷冻切片机。轮转式切片机使用的是重而大的切片刀,因而比摇动式切片机更稳定,适合切制石蜡切片,可以理想地切制连续切片,也可以切制大组织块。冷冻式切片机无须脱水处理,标本是未经固定的新鲜组织,因此冷冻切片也是脂肪染色、酶组织化学染色以及某些免疫组织化学染色和原位分子杂交的理想制片方式。

(二)AI 病理的产业链

目前,国内 AI 病理行业主要由上游的硬件设备、试剂生产商,中游的智能算法软件开发企业,以及下游的医院、独立实验室和药品企业使用的应用终端构成。

肾病综合征的病理分型与其预后息息相关。AI 病理可辅助临床快速、准确地明确具体病理类型,帮助临床医师制定个体化治疗方案。

人工智能开发基于大数据,而每个医疗机构都是一个数据库,需要将这些分散的数据库内容整合起来,才能做到数据的应用和流通,促进人工智能的发展。在数据收集方面,如数据采集形式、采集精度、采集参数,数据的类型,收集数据的标准,数据处理标准流程,还需要各专业技术人员进一步摸索,除此之外,还需要专业人员构建数据的训练集、验证集和测试集。同时,还应保证数据集分布的正态性分布,病理样本和对照样本的数量应比例合理。对于临床人员而言,高质量取材及样品处理对人工智能分析也至关重要。最终,人工智能诊断的准确性需要各方专业人员的共同付出、共同配合。为了验证人工智能在疾病诊断方面的能力,谷歌、谷歌大脑与 Verily 公司联合开发了一款能用来诊断乳腺癌的人工智能工具,将病理切片图像传输给电脑,同时输入肿瘤数据及对照图像数据,通过病理专家与人工智能的对比来明确人工智能的效果。结果显示,病理专家用时明显长于人工智能,准确率为 73.3%,而人工智能的诊断准确率为 88.5%。随着人工智能技术的不断发展,特别是人工神经网络技术的应用,在很大程度上提高了人工智能辅助诊断的准确性。人工智能除了诊断作用,还可以对患者预后进行评估和预测。Skrede 等人的研究表明,HE 染色的图像结合卷积神经网络(convolutional neural network,CNN)可以对直肠癌患者的预后进行预测。此外,人工智能还可以根据病理组织周围淋巴结的空间结构和排列预测肿瘤是否存在复发的可能。

中科院计算技术研究所孙凝晖教授在 2016 年年底的论坛上讲到:"人工智能不是像互联网或 PC 一样的时代性产物,它就是一个葡萄干,你放在面包上,面包就很好吃。"在未来,随着人工智能的不断发展和完善,病理诊断也将逐渐由完全人工转为半人工,最后转为全自动,逐渐满足不同的临床需求,发挥人工智能辅助诊断的重要作用,大大节约临床专家们的时间,为研究其他疾病留出更多的精力。

参考文献

[1]王辰,王建安.内科学[M].3 版.北京:人民卫生出版社,2018.

[2]王庭槐.生理学[M].9 版.北京:人民卫生出版社,2018.

[3]中华医学会.临床诊疗指南 肾脏病学分册[M]北京:人民卫生出版社,2011.

[4]陈江华,王子明,魏强.泌尿系统与疾病[M].2 版.北京:人民卫生出版社,2021.

[5]何彦珍.原发性肾病综合征患者生活护理指导[J].中国现代药物应用,2012,6(18):114-115.

[6]屈明芬,吴建红,俎玉焕.健康教育对促进肾病综合征患者康复的影响[J].齐鲁护理杂志,2007(1):96-97.

[7]陈晓智,王建刚.数字病理+人工智能在病理中的应用及发展[J].河南医学研究,2020,29(3):419-422.

[8]梁春滢,曾祥卫,陈静.病理人工智能软件研发过程的关键要素[J].医疗装备,2022,35(11):185-187.

[9]段文利,梁智勇,董琳,等.刘彤华 七厘米载玻片上的医学人生[J].中国卫生人才,2018(11):70-73.

(刘蕾 杨向东)

第二章 糖尿病肾病

学习目的

1. 了解糖尿病肾病发病机制及病理特点。
2. 掌握糖尿病肾病诊断及分期。
3. 掌握糖尿病肾病治疗原则及替代治疗方案。

案例

患者男性,66 岁,因"多饮、多食、多尿、消瘦 10 年,双下肢水肿 1 年"入院。

现病史:患者于 10 年前出现多饮、多食、多尿,体重下降,空腹血糖为 9.8 mmol/L,诊断为"2 型糖尿病",给予"二甲双胍、格列吡嗪"等多种口服降糖药物维持治疗,于 1 年前出现双下肢水肿,1 个月前水肿加重。病程中无肉眼血尿,无畏寒、发热,无皮疹及关节痛等。近 1 个月来,患者体重增加 4 kg,饮食欠佳、恶心,但无呕吐,睡眠正常,尿量较前减少,每天尿量为 800～900 mL。

既往史:既往有高血压病史 8 年,最高为 160/110 mmHg,现口服"氨氯地平、厄贝沙坦"治疗,血压控制在 140/80 mmHg。

体格检查:体温 36.3 ℃,脉搏 87 次/分,呼吸 20 次/分,血压 138/98 mmHg,神志清,精神可,查体配合,双肺呼吸音稍粗,未闻及明显干湿性啰音。心音有力,律齐,各瓣膜区未闻及杂音。腹软,无明显压痛、反跳痛,肝脾未触及。双下肢轻度凹陷性水肿,足背动脉搏动可。

辅助检查:①尿常规:尿蛋白(＋＋＋＋),24 小时尿蛋白定量 4.7 g。②肾功:血肌肝(Cr) 168 μmol/L,肾小球滤过率(eGFR)38 mL/(min·1.73 m²)。③肾脏病理光镜检查:25 个肾小球,4 个球性硬化。④PAS 染色:弥漫性系膜增生,以基质增生为主,伴有结节性肾小球硬化,系膜细胞呈中度增生,部分毛细血管袢开放佳,基底膜弥漫性增厚,未见新月体形成。⑤PASM 染色:结节性糖尿病肾小球硬化,毛细血管瘤样扩张;肾小管间质病变轻,小动脉壁可见透明变性。⑥MASSON 染色:肾小球毛细血管袢纤维素样帽状病变。⑦免疫荧光:IgG 沿肾小球毛细血管基底膜细线状沉积,IgM 在系膜区沉积。⑧电镜:基底膜弥漫增厚,系膜基质增多。⑨肾脏动态扫描显像(emission computed tomography,ECT):

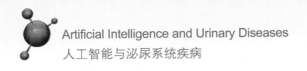
左肾 GFR 17 mL/(min・1.73 m²),右肾 GFR 21 mL/(min・1.73 m²),肾功能中重度损害。

入院诊断:①2 型糖尿病、2 型糖尿病肾病;②高血压病(2 级极高危)。

入院治疗方案:①卧床休息;②优质低蛋白饮食、补充 α-酮酸;③利尿消肿;④控制血糖;⑤控制血压;⑥降脂治疗。1 周后,水肿逐渐减轻,血糖稳定,肾功能较前改善,患者出院。

医工结合点:ECT 是"发射型计算机断层显像"的简称,是继 CT 之后在临床上应用的一种先进的医疗设备。ECT 检查是利用特定的显像剂对某种组织或脏器进行选择性定位并能对疾病进行诊断的一种医学影像检查。ECT 检查利用的放射线来自特定的显像剂。具体来说,ECT 是检测注入人体内的放射性核素发射出的光子,以组织器官吸收放射性核素浓度的高低和变化作为重建图像的参数,根据放射性药物在组织器官内的分布重建图像,以血流、功能、代谢的变化作为诊断依据。当疾病早期病变组织结构尚未破坏,密度变化不大而只是血流、功能、代谢发生改变时,显像剂在该部位的聚集就会发生相应的改变。在体外利用 ECT 采集设备将病变以图像的方式记录下来,医生就可依据图像变化对疾病做出早期诊断。

思考题

除了肾脏 ECT,还有哪些医工交叉工程能应用于糖尿病肾病的诊断以及对病情进行评估?

案例解析

一、疾病概述

(一)定义

糖尿病肾病(diabetic nephropathy,DN)是指糖尿病导致的肾脏疾病,临床上主要表现为持续性蛋白尿,病理上主要表现为肾小球系膜区增宽和肾小球毛细血管基底膜增厚。糖尿病肾病的发生和发展与遗传因素、代谢因素、血流动力学改变、激素、生长因子、细胞因子、氧化应激、炎症以及足细胞损伤等因素有关。糖尿病肾病的预后比较差,常较快进展为肾功能不全、尿毒症。合并肾病综合征和高血压(hypertension)的糖尿病肾病患者预后更差。糖尿病肾病患者的死因以心血管事件(cardiovascular events)和尿毒症(uraemia)为主。

(二)发病机制

1.糖代谢异常

在糖尿病状态下,肝脏、肌肉、脑等出现糖代谢严重障碍,而肾脏、神经、眼等组织/器官糖代谢明显增强,此时约 50% 的葡萄糖在肾脏代谢,一方面缓解了机体发生酮症酸中毒、高渗性昏迷等的风险;另一方面加重了肾脏的糖负荷。在高糖时,肾脏代谢葡萄糖增多的主要原因包括:①肾细胞葡萄糖转运体 1(Glut1)活性增强,以及肾组织细胞胰岛素受体的数目、亲和力增加;②细胞内高糖引起各种损伤介质如胰岛素样生长因子 1 (insulin-like growth factor 1, IGF1)、转化生长因子-β(transforming growth factor beta, TGF-β)、血管紧张素Ⅱ(angiotensin Ⅱ, Ang Ⅱ)等产生过多,又促进 Glut1 的活性增强,使更多葡萄糖进入细胞内;③高血糖导致活性氧产生增加;④多元醇途径活化,二酰甘油蛋白激酶途径激活,氨基己糖途径改变;⑤蛋白质非酶糖基化(蛋白质糖基化终末产物)增加。以上途径共同参与了糖尿病肾病及其他微血管病变的进展。

2.肾脏血流动力学改变

肾小球高灌注、高压力和高滤过在糖尿病肾病的发生中起关键作用。肾小球体积增大、毛细血管表面积增加,导致肾小球血流量及毛细血管压力升高、蛋白尿生成。肾脏局部肾素-血管紧张素系统(renin-angiotensin system, RAS)兴奋,蛋白激酶C(protein kinase C,PKC)、血管内皮生长因子(vascular endothelial growth factor,VEGF)等的进一步激活加重了疾病的发展。

3.氧化应激

一方面,糖尿病状态下,过多的葡萄糖自生氧化,造成线粒体过度负荷,导致活性氧(reactive oxygen species,ROS)产生过多;另一方面,机体抗氧化能力下降,细胞还原型烟酰胺腺嘌呤二核苷酸磷酸(NADPH)量不足,使 ROS 在体内过多积聚。过多的 ROS 损害多种正常蛋白质、脂质、核酸等,最终通过激活一些重要信号分子,包括细胞外信号调节激酶(extracellular signal-regulated kinase,ERK)、P38、c-Jun 氨基末端激酶(JNK)/应激活化蛋白激酶(SAPK)以及核因子-κB(nuclear factor kappa B, NF-κB)等,诱导多种损伤介质,加重肾脏损害。ROS 的高表达可促进肾小球系膜细胞外基质合成增多、降解减少,导致小球纤维化;ROS 也可以促进间质的细胞外基质降解,造成上皮细胞黏附性消失,小管基底膜破坏和间质细胞浸润增加,导致小管间质纤维化。

4.细胞因子的作用

细胞因子通过自分泌、旁分泌和和内分泌途径发挥作用,参与糖尿病肾病的发生发展,如转化生长因子-β、结缔组织生长因子(CTGF)、血管紧张素Ⅱ、VEGF、内皮素(ET)、前列腺素(PG)及一氧化氮(NO)等。由于这些因子同样参与了非糖尿病肾脏疾病的发病,因此它们并非糖尿病肾病所特有。

5.遗传因素

目前,研究者认为糖尿病肾病是一个多基因病,遗传因素在决定糖尿病肾病易感性方面起着重要作用。

(三)病理

光镜下早期可见肾小球肥大,肾小球基底膜轻度增厚,系膜区轻度增宽。随着病情进展,肾小球基底膜弥漫增厚,基质增生,形成典型的 K-W 结节,称为结节性肾小球硬化症。部分患者无明显结节,称为弥漫性肾小球硬化症,且常可见内皮下纤维蛋白帽、球囊

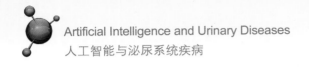

滴、小动脉透明样变,伴随肾小管萎缩、近端肾小管上皮细胞空泡变性、肾乳头坏死及间质炎症细胞浸润等。免疫荧光检查可见沿肾小球毛细血管袢、肾小管和肾小球基底膜弥散的线状 IgG 沉积,还可伴有 IgM、补体 C3 等沉积。电镜下,早期肾小球基底膜不规则增厚,系膜区扩大,基质增多,晚期则形成结节状,这与光镜下所见的 K-W 结节吻合。渗出性病灶可显示为微细颗粒状电子致密物,还可见足突融合等。

(四)分期

根据疾病所处的不同阶段,糖尿病肾病的临床表现有所差异,主要表现为不同程度蛋白尿及肾功能的进行性减退。由于 1 型糖尿病发病起始较明确,且与 2 型糖尿病相比,高血压、动脉粥样硬化等的并发症较少,因此目前还是根据 1 型糖尿病的临床过程予以分期。

具体分期如下:①1 期:临床无肾病表现,仅有血流动力学改变,此时肾小球滤过率升高,尿白蛋白排泄率(urine albumin excretion rate,UAER)和血压正常,肾脏体积增大,肾小球和小管肥大,可有一过性微量白蛋白尿,特别是在运动、应激、血糖控制不良等情况下出现。上述改变在糖尿病确诊时即可存在,具有可逆性,如血糖严格控制则可恢复。②2 期:大多数患者肾小球滤过率升高,UAER 和血压也正常,临床无明显自觉症状。肾脏病理已出现肾小球基底膜增厚、系膜区增宽等。③3 期:患者出现微量白蛋白尿,表现为 UAER 为 30~300 mg/24 h,或 4 小时尿或夜间 UAER 为 20~200 $\mu g/min$,或随意尿白蛋白(g)/肌酐(mg)比(albumin creatinine rate,ACR)为 30~300 $\mu g/mg$:6 个月内不同时间测定 3 次,其中至少 2 次达上述标准方能诊断。部分患者可有轻度血压升高,肾功能开始下降,但血肌酐尚在正常范围。肾脏病理出现局灶/弥漫性硬化,出现 K-W 结节、入/出球小动脉透明样变等。糖尿病起病后 6~15 年进入该期。④4 期:尿蛋白量明显增多,UAER 大于 300 mg/24 h 并可出现大量蛋白尿,达肾病综合征程度并出现相关症状;大多数患者出现高血压,并逐渐加重。GFR 逐渐下降,肾功能持续减退。同时合并糖尿病其他微血管并发症,如视网膜病变、周围血管病变等。糖尿病起病后 10~15 年进入该期。⑤5 期:终末期肾病期,尿蛋白常无明显减少。

2 型糖尿病肾损害的过程与 1 型糖尿病基本相似,只是高血压出现早、发生率更高,其他并发症更多。

二、疾病预防、诊断、治疗、康复

(一)预防

糖尿病肾病的发病机制复杂,且目前尚不完全清楚。糖代谢障碍所致的血糖过高,基于不同遗传背景及病情严重程度,所造成的肾脏损害各异。现有研究表明,无任何干预的早期糖尿病肾病,5~10 年后将进展为肾衰竭。因此,探索糖尿病肾病发病机制,制定更加有效的预防措施,已成为当前亟待解决的问题。

1.控制高血糖

糖尿病早期表现为肾小球滤过率增高及肾脏增大,当血糖得到及时有效的控制时,这种改变可以恢复。此外,控制高血糖可减少糖基化终末产物生成,减少糖基化终末产物对肾脏的损害。既往研究已肯定地揭示了理想的血糖控制,能有效预防糖尿病肾病的发生、发展,减少糖尿病微血管并发症的发生。

2.控制高血压

早期糖尿病肾病常合并高血压,高血压是早期糖尿病肾病的危险因素,可加速肾脏病变。大量的研究显示,控制糖尿病患者的高血压可明显减少糖尿病肾病的发生和发展,减少终末期肾病的发生。

3.低蛋白饮食

高蛋白饮食导致体内含氮产物增加,肾小球滤过率增加,肾脏损害加重。低蛋白饮食能减少尿蛋白排泄,减轻入球小动脉扩张,从而减低肾小球内"三高",延缓肾损害进展。

4.调整异常的代谢

糖尿病患者,尤其是 2 型糖尿病患者常伴有脂代谢异常。高血脂除引起动脉硬化外,还可直接损伤肾脏。大量研究显示,他汀类降脂药除降低胆固醇外,还有稳定斑块、恢复内皮细胞功能等独立于降脂外的作用,进而可改善血液流变学,明显预防糖尿病患者肾小球基底膜增厚,降低蛋白尿排泄。

5.生活方式的改变

生活方式的改变包括限制蛋白质的摄入量、禁止吸烟和加强体育锻炼。吸烟不仅是心血管疾病发展的危险因素之一,也是早期糖尿病肾病的危险因素。禁烟可以降低糖尿病肾病进展的危险性达 30%。运动不仅可以减少体内脂肪的含量,还可以增加胰岛素的敏感性。

6.基因防治

目前,基因在早期糖尿病肾病防治中的作用也引起了人们的关注,但尚处于试验性阶段。但是,在未来,基因防治作为糖尿病肾病预防策略或许具有重要地位。

(二)诊断

糖尿病肾病的临床表现和实验室检查并没有特异性。若 1 型糖尿病患者在发病后 5 年,2 型糖尿病患者在确诊的同时出现持续的微量白蛋白尿,就应怀疑存在糖尿病肾病。如果病程更长,临床表现为蛋白尿,甚至出现大量蛋白尿或肾病综合征,同时合并糖尿病的其他并发症,如糖尿病眼底病变(diabetic retinopathy,DR),就应考虑糖尿病肾病,图 2-1 为糖尿病肾病诊断及治疗流程示意图。

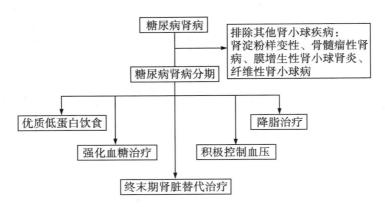

图 2-1　糖尿病肾病诊断及治疗流程

如果出现下列情况,即使有明确的糖尿病史,也应考虑糖尿病合并其他慢性肾脏病的可能:①无糖尿病视网膜病变;②肾小球滤过率在短期内快速下降;③短期内蛋白尿明显增加或表现为肾病综合征;④顽固性高血压;⑤尿沉渣镜检可见红细胞(畸形红细胞、多形性细胞管型);⑥存在其他系统的症状和体征。肾穿刺病理检查有助于明确诊断。

（三）治疗

糖尿病肾病的治疗主要包括早期干预各种危险因素、饮食治疗、控制血糖、控制血压、调节血脂等措施以及终末期肾病的肾脏替代治疗。

1.改变生活方式

教育患者改变以往的不良生活方式,包括控制体重、糖尿病饮食、低蛋白饮食、戒酒、戒烟和适当运动。限制饮食中蛋白质摄入可降低肾小球高滤过,延缓 DN 进展;摄入的蛋白质以优质蛋白为主。早期蛋白质摄入量控制在 0.8～1.0 g/kg;对已经出现肾衰竭的患者,则控制蛋白质摄入量为 0.6～0.8 g/kg 较为合适。生活方式的改变是血糖控制的基础,也是改善各种代谢紊乱的关键。

2.控制血糖

严格的血糖控制是预防糖尿病肾病发生、延缓糖尿病肾病进展最重要的手段之一。肾功能正常者糖化血红蛋白(HbA1c)小于 6.2%,肾功能异常者及老年患者 HbA1c 可放宽至7%,在肾功能正常时可应用口服降糖药,主要根据患者胰岛的功能、血糖增高的特点以及是否存在肥胖来选择降糖药。当出现肾功能异常时,应避免使用磺酰脲类和双胍类药物,应选用较少经肾排泄的药物,如阿卡波糖、吡格列酮等,但仍可使用磺酰脲类中的格列喹酮。如血糖控制不满意或有肾功能明显损害,则应用胰岛素治疗,同时注意预防低血糖发生。

3.控制血压

应将血压控制在 130/80 mmHg 及以下,降压药物中以血管紧张素转换酶抑制剂(ACEI)、血管紧张素Ⅱ受体拮抗剂(ARB)、血管紧张素受体脑啡肽酶抑制剂(ARNI)作为首选药物。上述药物可使肾小球出/入球小动脉扩张,且出球小动脉扩张更明显,故肾小球内压下降;还可以抑制细胞外基质的产生,延缓肾小球纤维化的进展。另外,通过降低肾小球有效滤过压,阻断血管紧张素Ⅱ对系膜细胞的收缩作用、改善肾小球滤过膜通透性等机制,此类药物也可显著降低蛋白尿。对于伴或不伴高血压的3、4期DN患者,此类药物可显著减少蛋白尿,延缓肾功能减退。糖尿病肾病患者一旦出现微量白蛋白尿,无论是否伴有高血压,均应采用ACEI、ARB或ARNI治疗。血压控制不佳的患者,可加用钙通道阻滞剂(CCB)、利尿剂、β-受体阻滞剂等。在应用ACEI、ARB、ARNI的过程中,要注意观察患者肾功能、血清钾及血容量的变化,伴有肾动脉狭窄的患者要慎用或禁用这些药物。

4.调脂治疗

对于以血清总胆固醇增高为主的高脂血症患者,首选他汀类降脂药物;以甘油三酯增高为主的患者,选用纤维酸衍生物类药物治疗。在药物治疗的基础上,应配合饮食治疗,少食动物脂肪,多食富含多聚不饱和脂肪酸的食物。

5.并发症治疗

对于已并发动脉粥样硬化、心脑血管病、其他微血管病、神经病变和营养不良的患者,应给予相应的对症处理,保护器官功能,改善患者预后,提高患者生活质量,尽量避免使用肾毒性药物。

6.透析和移植

当肾小球滤过率小于$15 \ mL/(min \cdot 1.73 \ m^2)$,或伴有不易控制的心力衰竭、严重胃肠道症状、高血压、电解质紊乱、严重酸中毒等时,应根据条件选用合适的肾脏替代治疗(血液透析、腹膜透析、肾移植)。

(四)康复

糖尿病肾病已成为危害人类健康的主要慢性疾病。目前,糖尿病肾病在我国呈现"三高一低"状态,即高发病率、高致残率、高医疗费、低知晓率,严重影响患者生活质量。因此,患者需要针对疾病进行有效的自我管理,制订全面合理的康复计划。糖尿病肾病患者的康复目标为:延缓和改善糖尿病肾病带来的继发功能障碍,维持独立的运动能力及日常生活活动能力,维持社会参与能力,预防跌倒和活动受限带来的并发症,提高生活质量。

1.运动康复

(1)DN患者进行运动康复训练可能带来的益处:规律的运动康复训练可以提高DN患者肌肉力量,改善平衡和协调能力,降低心血管疾病风险,降低跌倒发生风险,提高生活质量等。

(2)DN患者进行运动康复训练遵循的原则:由于DN患者多合并心肺功能、肌力、平衡能力下降,跌倒及骨折风险增加,因此应遵循量力而行、循序渐进的原则,即运动需从低强度开始,逐步增加运动强度。此外,运动康复训练要坚持持之以恒的原则,运动训练出现基本的功能改善至少需要1个月,明显改善要在维持阶段的运动训练6个月至1年以后。一旦运动训练中止,机体功能于数周内很快降至最初水平。

(3)运动处方:目前,DN患者理想的运动处方尚不完善。由于DN患者病情复杂、临床并发症多,建议根据患者的具体情况制定个体化运动处方。处方内容应包括运动类型、运动强度、运动频率及运动持续时间四个方面。

2.心理康复

DN患者普遍存在心理功能障碍,而这些均可导致不良预后。应关注DN患者的心

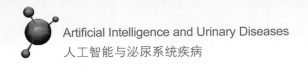

理功能障碍的康复治疗,积极鼓励 DN 患者树立战胜疾病的信心,教育 DN 患者正确认识自己的疾病,并进行睡眠习惯的培养等。

3.其他康复治疗措施

DN 患者的康复需要坚持综合管理的原则,在给予 DN 患者一体化治疗的同时,还要给予适当的饮食指导,改善营养状况,积极治疗并发症。

三、医工交叉应用的展望

在糖尿病肾病诊疗过程中,诊断方法及技术的进展充分体现了技术发展及医工交叉对医学的促进作用。

(一)肾脏 ECT

(1)定义:ECT 包括单光子发射型计算机断层(single photon emission computed tomography,SPECT)和正电子发射型计算机断层(positron emission tomography,PET)。

(2)SPECT 的成像基本步骤:①用短半衰期核素^{99m}Tc 等标记某些特殊化合物经静脉注入人体;②探测聚集于人体一定器官、组织内,标记于化合物上的^{99m}Tc 衰变所发出的 γ 射线;③将 γ 射线转化为电信号并输入计算机,经计算机断层重建为反映人体某一器官生理状况的断面或三维图像。SPECT 既可以成平面影像,也可以绕人体旋转采集、重建为高分辨率的断层图像。

(3)肾脏 ECT 成像的基本原理:将放射性药物引入人体,经代谢后在脏器内外或病变部位和正常组织之间形成放射性浓度差异,探测到这些差异,通过计算机处理再成像。ECT 成像是一种具有较高特异性的功能显像和分子显像,除显示结构外,着重提供脏器与病变组织的功能信息。ECT 的显像方式十分灵活,能进行平面显像和断层显像、静态显像和动态显像、局部显像和全身显像。除此之外,它还能提供脏器的多种功能参数,如时间-放射性曲线等,为肿瘤的诊治提供多方面信息。ECT 成像主要用于甲状腺癌、骨骼等部位肿瘤的检查,尤其常用于骨转移性肿瘤的检测,可比普通 X 线拍片提前 3～6 个月发现病变。

(4)肾脏病中的应用:①用于肾功能损害的早期诊断,明显早于尿素氮、肌酐等检测,可达到早期诊断的目的。②准确测定肾小球滤过率(GFR)。③左右分肾功能测定。④诊断上尿路梗阻。⑤移植肾的监测。⑥膀胱输尿管返流的判定。

(5)使用要点:①ECT 肾动态显像用的显像剂被肾小球滤过后,不再重吸收,而是进入肾盏、肾盂,经输尿管排到膀胱。ECT 图像直观地显示了这一过程。因此,读片时应当从生理学的角度去分析核医学的图像,而不应从解剖学的角度去看。②注意区分左右肾:由于肾图像是从后位采集,因此在片子上肾图左肾在左,右肾在右。

(二)肾脏超声弹性成像

(1)定义:超声弹性成像技术——ElaXto™利用非相干的射频信号频谱应变估计法,分析肿瘤或其他病变区域与周围正常组织间弹性系数的差异,在外部压力作用下产生不同的应变,以黑白、伪彩或彩色编码的方式显示,来判别病变组织的弹性大小,从而实现临床应用中的鉴别诊断。

（2）弹性成像技术实现方法：这一成像技术一般采用两种方法实现，即相干法和非相干法。

1）相干法：通过互相关技术对施压前、后的射频信号进行时延估计，可以计算出组织内部不同位置的移动，进而计算出组织内部的应变分布情况。

$$\text{Strain} = (\Delta t_1 - \Delta t_2)/\Delta t_1 = [(t_{1b} - t_{1a}) - (t_{2b} - t_{2a})]/(t_{1b} - t_{1a}) \qquad (公式\ 2\text{-}1)$$

其中 t_{1a}、t_{1b} 分别表示没有加压前回波中相邻两个回波界面的回波位置（度量单位为时间），t_{2a}、t_{2b} 分别表示压缩后这两个回波的位置。Δt_1、Δt_2 表示是两个波的时延。

相干法要求组织和系统保持相对稳定。但是由于组织压缩，相应的回波信号会产生不同程度的畸变，每段信号可能与原信号部分重合，因此时延计算的结果不够准确。为了消除波形畸变对时延估计的影响，有一些改进的技术出现，如对数压缩法、1 比特量化法和压缩扩展法（companding）等。

2）非相干法：射频信号频谱应变计算法是一种非相干的方法。由于组织的压缩，回波信号会在时域内表现出一定的压缩，在频域内将产生对应的扩展。波形的压缩和扩展都和组织内部的应变分布有关。通过对照和分析发出的原始跟踪射频信号（跟踪波）和回波射频信号的频谱，就可以计算出频谱中心的移动。而这种频谱中心的漂移可以对应于组织内部应变的分布。以非相干的方法进行弹性成像的好处是成像质量高，能够不受呼吸、心跳、脉搏波动等的影响，因此应用的范围和前景更加广阔。

（3）工作原理：ElaXto™ 超声弹性成像技术亦称"实时应变成像技术"（real-time elastography imaging），其基本原理为根据不同靶组织（正常及病变）的弹性系数不同，在加外力或交变振动后其应变（主要为形态改变）不同，收集靶组织在某时间段内的各个片段信号，通过主机处理，再以黑白、伪彩或者彩色编码的方式显示，最终通过对弹性图像的判读诊断靶组织的良恶性质或者组织的特性。

（4）肾脏超声弹性成像的应用：弹性成像技术作为一种创新性的超声检查技术，具备实时、无创、精准、可重复性高等诸多优势，被视作超声技术的第四次飞跃。目前，弹性成像技术较为广泛应用的领域有乳腺、甲状腺、淋巴结、前列腺病变的诊断；肝脏纤维化评估、皮肤肿瘤的检查、肌肉骨骼的应用和血管壁及静脉血栓等。尽管由于肾脏解剖结构复杂、肾脏疾病繁杂多变，弹性成像的临床应用仍存在一定的局限性，但仍值得广大超声工作者同道在今后的工作中不断进行摸索及改进。随着医疗手段的不断完善，多中心实验研究的不断进行以及大数据时代各种技术的不断发展，弹性成像技术有望为肾脏疾病的临床诊断及治疗提供更加及时、完善、可靠的影像学数据信息。

（三）肾脏磁共振弹性成像（magnetic resonance elastography，MRE）

（1）定义：弹性是人体组织的重要物理特性，实质性疾病通常可以改变组织的这种机械性能。MRE 是一种新兴的 MRI 模式，可以非侵入性地量化和可视化组织的弹性，模拟组织的"触诊"。通过使声波以横波穿过目标组织并使用相位对比 MRI 追踪其传播，MRE 可以测量产生的横向应变并导出组织剪切模量 G 或"刚度"，从而产生三维"刚度图"或"弹性图"。理论上，随着肾实质纤维化程度的逐渐增加，肾组织弹性下降，硬度增

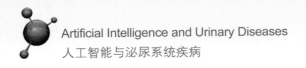

加。因此,MRE 能非侵入性地评价肾纤维化。

(2)弹性成像技术实现方法:①在组织中产生剪切波。②获得反映剪切波传播情况的 MR 图像。③对剪切波图像进行处理,得到组织弹性或硬度的量化图,又称为"弹性图"。

(3)工作原理

1)扩散加权成像(diffusion weighted imaging,DWI):DWI 是基于组织中水分子随机运动的成像,并且可用于体内量化毛细血管灌注和扩散的组合效应。肾脏的血流量大,而且存在水分子的转运,无创性 DWI 技术能够给肾脏疾病提供非常有价值的信息。DWI 对组织内血液微循环与水分子随机运动联合作用的敏感性表现为表观扩散系数(apparent diffusion coefficient,ADC)。高 ADC 值表明存在大量的水流运动,而低 ADC 值则表明水分子运动受限。肾脏内有大量血流,所以肾脏的 ADC 值大于其他腹部脏器,并且肾皮质 ADC 值高于肾髓质。肾脏纤维化会对肾脏组织内水分子的自由扩散运动带来不同程度的影响。因此,DWI 应用于肾脏纤维化程度的评价理论上是可行的,DWI 可能成为测量肾功能的一个理想工具。

2)扩散张量成像(diffusion tensor imaging,DTI):DTI 是一种能显示和分析白质纤维束的 MRI 新技术,是在 DWI 的基础上发展起来的,利用扩散敏感梯度从多个方向对水分子扩散的各向异性进行量化,从而反映活体组织内的细微结构。肾脏的主要功能是输送水,血管、肾小管和集合管的结构排列是定向放射状的,这导致了水分子的各向异性扩散性能。水分子扩散的各向异性可以用来追踪肾脏组织的纤维走行,评估组织结构的完整性和连续性。利用 DTI 的这个特点,可以评估肾脏内的纤维走行情况,从而了解肾纤维化的程度。

3)血氧水平依赖(blood oxygen level dependent,BOLD)MRI:低氧已被认为是慢性肾脏病的进展和失败恢复的关键过程。血氧水平依赖 MRI 可以提供组织氧合作用的指示,因此引起了研究者很大兴趣。BOLD-MRI 的实施相对简单,利用脱氧血红蛋白发挥的顺磁效应来缩短横向弛豫时间常数(T_2),其亦表示为 $R_2(1/T_2)$。较高的 R_2(或较低的 T_2)是较低氧合(PO_2)的指标。由于它们在氧解离曲线上的相对位置,BOLD-MRI 在检测髓质变化时比皮层 PO_2 更敏感。由于肾病进展,肾小管的萎缩以及微血管的稀疏导致组织缺氧,理论上肾脏纤维化患者的 R_2 值应该是增高的。但肾脏的 BOLD 成像要求严格,肠道内气体的运动会延长肾脏的采集时间,并导致图像质量下降。而且,在实践中,R_2 的绝对值与相对值相比并不十分可靠,这可能也是限制其进一步应用于临床的原因之一。

4)动脉自旋标记技术(arterial spin labeling,ASL):MRI 技术对灌注的分析方法主要有两种,一种是使用外源性示踪剂,常用的是动态对比增强(dynamic contrast-enhanced,DCE);另一种是利用内源性示踪剂的 ASL。ASL 使用血液中磁性标记的水质作为扩散示踪剂,为外源性静脉造影提供了一种替代方法。组织灌注通过从标记中减去对照图像(没有应用于动脉血的标记)来确定图像(射频磁标记)。相关动物研究表明,ASL 可以检测肾灌注的变化与诱发缺血的程度,这与组织学相关损伤和肾功能改变相关。

(4)肾脏 MRE 的应用:MRE 是一种动态的弹性成像技术,利用机械波定量测量组织剪切模量(或称"硬度")。这种技术作为一种在常规 MRI 仪器的基础上发展出来的新技术,最重要的初步临床应用是无创地评价肝脏纤维化。由于 MRE 为无创伤性检查,具有良好的临床应用前景,目前 MRE 已被应用于多种器官组织,如肝脏、脾脏、肾脏、胰腺、脑、软骨、前列腺、跟腱脂肪垫、乳腺、心脏、肺、脊髓、骨、眼和肌肉。

肾组织纤维化是糖尿病肾病最终发展为慢性肾衰竭的病理特征,包括肾小球硬化和肾间质纤维化。肾纤维化导致正常肾单位功能丧失、大量成纤维细胞及肌纤维细胞增生、肾实质细胞损害、炎细胞浸润、小管上皮丧失再生能力及间质毛细血管完整性受损,以致肾脏组织结构改建和肾功能丧失,肾脏组织弹性下降、硬度增加。早期发现肾纤维化并精准评估纤维化程度对临床干预和治疗具有重要作用,但目前缺乏可靠、无创、定量评估肾纤维化的方法。超声弹性成像已开始应用于肾脏纤维化的评估,但其受主观影响大,再加上肾脏位置较深,影响剪切波的传导,因此对肾纤维化的评估具有一定局限性。而 MRE 不受声窗限制、检测结果稳定、对操作者依赖小,具有很好的临床应用价值。与 MRE 在肝纤维化中的研究进展不同,其在肾纤维化中的应用尚处于起步阶段。

※ 拓展阅读 ※

肾脏影像学发展

糖尿病肾病早期肾功能损伤若未得到及时发现和有效诊治,病情会持续加重并最终发展成为终末期肾病。单光子发射计算机断层显像、超声造影(contrast-enhanced ultrasound,CEUS)、计算机断层灌注成像(computerized tomo-graphy perfusion,CTP)和磁共振灌注成像(MR-PWI)等功能成像技术可以定量分析肾脏微循环血流灌注状态和肾脏滤过功能,在评估 DN 早期肾功能损伤方面的诊断价值日益显著,已发展成为肾脏功能评估的影像学研究热点。

一、单光子发射计算机断层肾动态显像与 DN 早期肾功能评估

单光子发射计算机断层肾动态显像,即核素肾动态显像,是经静脉注射放射性药物后,在体外利用 SPECT 连续记录双肾的时间-放射性活度曲线,即肾图。根据肾图曲线,可以获得肾小球滤过率、肾血浆流量(renal plasma flow,RPF)、峰值时间(time to peak,TTP)、半排时间(C1/2)等参数。锝-二乙三胺五乙酸(^{99m}Tc-DTPA)肾动态显像不仅可以相对直观地观察双肾形态、大小、位置,也可实时、动态地评估双肾血流灌注量,测得的 GFR 值能直接反映总肾和分肾的肾小球滤过功能,与标准的双血浆法测得的 GFR 值具有良好的相关性。目前,通过 ^{99m}Tc-DTPA 肾动态显像测定的 GFR 值来评估 GFR 已得到广泛的临床应用。SPECT 肾动态显像操作方便,安全无害,能准确、动态地评估双肾的血流动力学变化及早期损伤程度,较血生化指标更为灵敏,有利于肾脏病变的及时诊治。然而,SPECT 肾动态显像也存在缺陷,如运动伪影可影响肾图的准确性,检查结果可受有效血容量、饮水量、本底感兴趣区勾画、肾脏深度及计算程序的误差影响,图像分辨率较低,肾脏皮质及髓质解剖细节分辨较差等。

二、超声造影与 DN 早期肾功能评估

超声造影是一种能定量评价组织灌注与微循环的功能成像技术,当一定剂量的微泡对比剂注入体内后,可实时观察到肾脏叶间动脉、弓状动脉、肾皮质、肾髓质依次明显强化,绘制时间-强度曲线(time-intensity curve,TIC),得到 TTP、灌注峰值强度(peak intensity,PI)、曲线下面积(area under curve,AUC)、平均通过时间(mean transit time,MTT)等参数,从而定量反映肾脏的血流灌注情况。微泡对比剂经静脉注射后仅局限于血池,经肺而不是肾脏排泄,且不受肾小球滤过作用和管状运输的影响。CEUS 可以实时、动态、准确地评估肾脏微血管的灌注情况。目前,CEUS 主要用于慢性肾脏病(chronic kidney disease,CKD),特别是糖尿病肾病(diabetic kidney disease,DKD)、急性肾损伤(acute kidney injury,AKI)、肾脏移植以及各种缺血性疾病等情况的肾脏循环灌注评估。

三、计算机断层灌注成像与 DN 早期肾功能评估

计算机断层灌注成像是一种可定量评估肾脏微循环灌注情况的功能成像技术,在经静脉团注对比剂的同时,对选定层面进行动态连续扫描,获取该层面每一像素的 CT 值随时间变化的时间-密度曲线(time-density curve,TDC),得到对比剂在肾脏中的浓度变化,从而间接反映肾脏的血流灌注量,可用于早期评价肾脏血流动力学状态及其功能情况。利用不同的数学模型可以得到多种灌注参数,如血流量(blood flow,BF)、血容量(blood volume,BV)、TTP、MTT、峰值强度(peak intensity,PI)等,进行图像重建和伪彩处理后可以得到 BF、BV、TTP、MTT 等伪彩图像,从而更加全面地评价肾脏血流动力学状态及其功能情况。

四、磁共振灌注成像与 CKD 早期肾功能评估

磁共振灌注成像(magnetic resonance perfusion weighted imaging,MR-PWI)是一种能反映肾脏微血管分布和血流灌注情况的功能成像技术,经静脉团注顺磁性对比剂后,通过设定组织器官的 ROI 来获得信号强度-时间曲线,经过 PWI 后处理技术调整分析得到定量或半定量数据,如 BF、BV、TTP、MTT 等,反映肾脏生理或病理状态下的血流动力学变化,获得肾脏微循环灌注信息,可用于肾脏血流动力学状态及其功能情况的早期评价。基于外源性顺磁性对比剂的灌注成像被称为对比剂动态增强磁共振成像(dynamic contrast-enhanced magnetic resonance imaging,DCE-MRI),能够评估对比剂在肾皮质、肾髓质和集合系统中的排泄过程以及信号动态变化情况。临床上最常用的低分子量钆对比剂(Gd-DTPA)是血管外和细胞外示踪剂,约 98% 被肾小球滤过消除,不被肾小管分泌和重吸收,因此可经后处理计算 GFR 值。Jiang 等在单侧肾动脉狭窄小鼠模型中研究发现,MR-GFR 与异硫氰酸荧光素-菊粉清除率相当,并能定性和定量分析总肾及分肾血流灌注信息。

参考文献

[1]王辰,王建安.内科学[M].3 版.北京:人民卫生出版社,2018.

[2]梅长林,余学清.内科学 肾脏内科分册.北京:人民卫生出版社,2015.

[3]叶任高,李幼姬,刘冠贤.临床肾脏病学[M].2 版.北京:人民卫生出版社,2007.

[4]中华医学会.临床诊疗指南 肾脏病学分册[M].北京:人民卫生出版社,2011.

[5]邹万忠.肾活检病理学[M].4 版.北京:北京大学医学出版社,2017.

[6]BUADES J M, CRAVER L, DEL PINO M D, et al. Management of kidney failure in patients with diabetes mellitus:what are the best options? [J]. J Clin Med,2021,10(13):2943.

[7]YANG X, HOU F L, ZHAO C,et al. The role of real-time shear wave elastography in the diagnosis of idiopathic nephrotic syndrome and evaluation of the curative effect[J]. Abdom Radiol (NY),2020,45(8):2508-2517.

（郭玲　杨惠敏）

学习目的

1. 了解急性肾损伤病因及病理生理机制。
2. 熟悉急性肾损伤诊断与病理分期。
3. 掌握急性肾损伤肾脏替代疗法与血液透析、连续肾脏替代治疗的原理和应用。

案例

患者男性,50岁,因"少尿伴水肿10天入院",患者10天前出现尿量减少,尿量每天约100 mL,后出现双下肢水肿,逐渐加重。患者于医院急诊就诊,查血肌酐1055 μmol/L,白蛋白29.5 g/L,以"急性肾损伤"收入院,入院后给予临时右侧颈内静脉置管插管行床边连续性血液净化(CRRT)治疗,隔日一次共治疗3次,治疗过程顺利。患者治疗后,尿量逐渐恢复,24小时尿量1000～1500 mL,下肢水肿消失,血肌酐120.6 μmol/L,肾功能明显恢复,病情稳定后出院。

医工结合点:CRRT设备的小型化、智能化和环保化是目前研究的热点和难点。CRRT设备的研发主要包括对临床数据的自动化收集和分析管理、可穿戴透析和超滤设备的研发,以及CRRT过程中应用的过滤器和管道装置的环保化。CRRT仍需生物医学、工程学、材料学、药学等学科交叉合作,以助力CRRT设备的升级和换代。

思考题

除了上述案例使用CRRT治疗急性肾损伤外,还有哪些医工结合的设备可应用于此类患者的治疗?

案例解析

一、疾病概述

（一）定义

急性肾损伤（acute kidney injury，AKI）是对既往急性肾衰竭（acute renal failure，ARF）概念的扩展和疾病早期的延伸，是指由多种病因引起的短时间（数小时至数天）内肾功能突然下降而出现的临床综合征。2012 年，改善全球肾脏病预后组织（kidney disease：improving global outcome，KDIGO）发布了 AKI 临床实践指南，诊断标准为 48 小时内血肌酐升高绝对值大于等于 0.3 mg/dL（26.5 μmol/L）；或较基础值升高大于等于 50%（增至 1.5 倍）；或尿量小于 0.5 mL/（kg·h）超过 6 小时。

（二）病因和分类

急性肾损伤根据病因可分为以下几类：①肾前性因素导致的急性肾损伤，患者主要表现为血容量下降，诱发因素包括剧烈的恶心、呕吐、急性失血、大量出汗、严重的心衰症状等。②广义肾性因素导致的急性肾损伤，包括肾小球性的肾间质、肾血管、肾小管的损伤，狭义急性肾损伤通常指急性肾小管坏死（acute tubular necrosis，ATN）、前列腺增生、肿瘤压迫、肾结石等肾后性因素导致肾后梗阻，造成肾脏缺血、缺氧，进一步引发急性肾损伤。

（三）发病机制及病理生理

肾性 AKI 可以进一步细分为肾小球原因（如急进性肾小球肾炎）、血管原因（如硬皮病肾危象）和肾小管-间质病，大多数肾小管-间质病和 AKI 是由缺血引起的。由于肾性缺血性 AKI 具有特殊的病理生理学过程，可直接影响发病率、病死率和住院费用，特别是与病死率和远期肾功能预后有关。在导致肾小球滤过率（glomerular filtration rate，GFR）第一次快速下降的"起始期"损伤之后，出现"延续期"，在此期间肾脏损伤持续进展且肾功能进一步下降。这个阶段的特点是强烈的缺血/再灌注损伤。在这种情况消退之后，在肾脏恢复发生之前，肾功能在"维持期"阶段 GFR 保持在最低点的时间长度不同。伴随着时间推移及有效的临床干预，肾功能逐渐进入"恢复期"。

急性肾衰竭的发病机制十分复杂，目前仍不清楚。

ATN 主要病理生理机制如下所述：肾小管损伤肾缺血或肾中毒时引起肾小管急性严重的损伤，小管上皮细胞变性、坏死和脱落，肾小管基膜断裂。一方面，脱落的上皮细胞引起肾小管堵塞，造成管内压升高和小管扩张，致使肾小球有效滤过压降低和少尿；另一方面，肾小管上皮细胞受损引起肾小管液回漏，导致肾间质水肿。

肾血流动力学改变：肾缺血和肾毒素能使肾素-血管紧张素系统活化，肾素和血管紧张素Ⅱ分泌增多、儿茶酚胺大量释放、TXA2/PGI2 比例增加，以及内皮素水平升高，均可导致肾血管持续收缩和肾小球入球动脉痉挛，引起肾缺血缺氧，肾小球毛细血管内皮细胞肿胀致使毛细血管腔变窄，肾血流量减少，GFR 降低而导致急性肾衰竭。

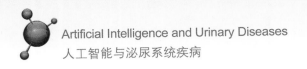

缺血-再灌注肾损伤:肾缺血再灌注时,细胞内钙通道开放,钙离子内流造成细胞内钙超负荷,同时局部产生大量的氧自由基,可使肾小管细胞的损伤发展为不可逆性损伤。

非少尿型 ATN 的发病机制:非少尿型 ATN 的发生主要是由于肾单位受损轻重不一所致。另外,非少尿型 ATN 不同的肾单位肾血流灌注相差很大,部分肾单位血液灌注量几乎正常,无明显血管收缩,血管阻力亦不高,而一些肾单位灌注量明显减少,血管收缩和阻力增大。

(四)临床表现

急性肾损伤的临床表现差异很大,与病因及所处的 AKI 分期不同有关。明显的症状常出现于病程后期肾功能严重减退时,常见症状包括乏力、食欲缺乏、恶心、呕吐、尿量减少或尿色加深、瘙痒、胸闷、憋喘、水肿等。体检可见颜面或下肢水肿、肺底湿啰音、颈静脉怒张等。

ATN 是肾性 AKI 最常见的类型,其临床病程可分为三期:①起始期:多种原因导致肾功能急剧下降,患者表现出相应的临床症状。②维持期:典型临床表现为少尿、无尿,进一步导致全身性损害,如剧烈的恶心、呕吐、食欲缺乏等消化系统症状,肺水肿、呼吸困难、喘憋等呼吸系统症状,心衰、水肿、端坐呼吸、夜间无法平卧等循环系统症状,以及凝血功能障碍等血液系统症状,同时患者可能存在水盐代谢紊乱的症状,多脏器感染的可能性较大。③恢复期:患者可能尿液大量增多,如 24 小时内尿量大于 4000～5000 mL,需密切监测是否出现水盐代谢紊乱。

二、疾病预防、诊断、治疗、康复

(一)预防

急性肾损伤的高危患者包括糖尿病、高血压、冠心病、周围血管病以及已知的肾脏病,尤其是肾病综合征患者等,应对其采取合理的监测措施,维持体液容量和血流动力学稳定,慎重选择治疗药物和诊断性操作,将接触肾毒性物质的机会降至最低,必要时采取预防干预措施。此外,在进行任何可能引起 AKI 的诊治操作后,都应主动监测肾功能并教育患者常见的非处方药物(如 NSAIDs)也有肾毒性。一般而言,继发于肾前性因素的急性肾衰竭如能得到及早诊断和治疗,预后较好,肾功能可恢复到基线水平,死亡率小于 10%。

肾后性急性肾衰竭也常有良好的预后,如尿路梗阻诊断及时、治疗得当,肾功能也可恢复至基线水平。与之相比,肾性 ARF 患者的预后较差,死亡率为 30%～80%。发生在慢性肾脏病或全身性疾病基础上的急性肾衰竭转归较差,肾功能很难完全恢复到基线水平,严重者可能需要长期透析治疗,合并多器官功能衰竭的 AKI 患者预后最差,死亡率最高。

(二)诊断

按照最新国际 AKI 临床实践指南,符合以下情况之一者即可临床诊断 AKI:①48 小时内血清肌酐升高大于等于 0.3 mg/dL($\geqslant$26.5 μmol/L);②确认或推测 7 天内血肌酐较基础值升高大于等于 50%;③尿量持续 6 小时及以上不足 0.5 mL/(kg·h)。

急性肾损伤可分为三个等级(见表 3-1)。

表 3-1　急性肾损伤分级

分级	血肌肝	尿量
1	1.5～1.9 倍基线值或升高≥0.3 mg/dL（≥26.5 μmol/L）	＜0.5 mL/(kg·h)，持续 6～12 小时
2	2.0～2.9 倍基线值	＜0.5 mL/(kg·h)，持续超过 12 小时
3	基线值的 3.0 倍或血清肌酐升高至≥4.0 mg/dL（≥353.6 μmol/L）或启动肾脏替代治疗或 18 岁以下患者 eGFR 降低至 35 mL/(min·1.73 m^2)以下	＜0.3 mL/(kg·h)，持续≥24 小时或无尿持续≥12 小时

此外，肾脏超声波检查可以判断双肾大小及形态，是否存在尿路梗阻等，是 AKI 诊断和鉴别诊断的基本检查项目之一。

（三）治疗

AKI 的治疗原则是快速识别和纠正其可逆因素，防止肾脏进一步受损，维持水、电解质平衡。因此，无论对于什么原因引起的 AKI，做到早期预防、早期诊断、及时纠正肾前性因素都是非常重要的。

1.病因治疗

（1）肾前性：早期通过积极纠正有效动脉血容量不足可使肾功能迅速恢复。纠正有效动脉血容量不足包括用晶体溶液（根据病情可辅以胶体溶液）扩容、降低后负荷改善心输出量，以及调整体循环血管阻力。对于有慢性充血性心力衰竭病史的患者，在扩容时需格外谨慎。

（2）肾性：针对不同病因给予相应治疗，如抗感染、停用过敏药物、免疫抑制治疗等。

（3）肾后性：解除尿路梗阻，预防感染。AKI 继发于前列腺肥大者常可通过放置膀胱导尿管得到纠正，而由肿瘤引起的梗阻常需要请有关手术科室会诊。

2.对症支持治疗

（1）少尿期：应"量出为入"控制液体入量，至少每日监测一次血清电解质、肌酐和尿素氮等，处理高血钾，纠正酸中毒。

（2）多尿期：出现大量利尿后要防止脱水及电解质紊乱。多尿期早期，肌酐仍可继续升高，必要时仍可进行透析，仍要注意各系统并发症的防治。

（3）恢复期：无须特殊治疗，避免使用肾毒性药物，每 1～2 个月复查肾功能。此外，AKI 常合并多种并发症，如高血压、心力衰竭、肺水肿、消化道出血、贫血、肺部感染等，针对并发症的治疗可以改善患者的生存率，应予以重视。对 AKI 患者还应给予低钠、低钾饮食，直至肾功能改善。

3.肾脏替代治疗（RRT）

肾脏替代治疗是严重急性肾损伤的主要治疗措施。急诊透析指征包括：输注碳酸氢钠不能纠正的严重的代谢性酸中毒，药物治疗无效的高钾血症等严重电解质紊乱，利尿剂治疗无效的肺水肿,以及严重的尿毒症症状(如尿毒症脑病、癫痫发作和心包炎)。

(1)开始治疗时机:目前,肾脏替代治疗最佳时机尚无统一标准。急性肾衰竭少尿12小时就可考虑给予肾脏替代治疗,早期或预防性肾脏替代治疗能更好地控制水、电解质和酸碱平衡,为原发病的治疗创造条件,促进肾功能恢复,改善预后。部分患者可能不需要肾脏替代治疗肾功能就能恢复,过度的肾脏替代治疗可能增加肾脏损害,增加风险。总之,关于急性肾衰竭开始肾脏替代治疗的时机尚无一致意见,临床医师可根据患者具体情况及时进行个体化治疗。

(2)治疗模式:目前采用多种模式,如间断血液透析、腹膜透析、连续性肾脏替代治疗(continuous renal replacement therapy,CRRT)以及新兴的"混合"模式(长时低效透析)。

1)血液透析与腹膜透析:腹膜透析虽无抗凝出血的危险,但有腹膜炎的可能,且对水分和小分子溶质的清除率均较血透差。因此,在发生严重高钾血症、肺水肿时,应首选血液透析。适合血液透析的情况:病情危重、高分解型;心功能尚稳定者;腹腔有炎症后的广泛粘连;肺功能不全、呼吸困难者;诊断未明的腹部脏器损伤者;腹部皮肤有感染、无法植管者。适合腹膜透析的情况:非高分解型;心功能欠佳,有心律失常或血压偏低;建立血管通路困难;有活动性出血、全身肝素化有禁忌;老年患者或近期手术后;小儿患者。

2)CRRT:CRRT使用高通透性合成膜,根据液体溶质滤过的原理,连续、缓慢地清除水分及溶质,具有较好的血液动力学稳定性,可更好地维持体内水及电解质平衡。CRRT可以维持血流动力学状态稳定,逐渐纠正电解质及酸碱紊乱,维持氮平衡,可有效清除多余的水分,清除细胞因子及炎症介质。

CRRT基本原理(见图3-1):①弥散:动力来源为半透膜两侧溶质浓度差,通过弥散清除溶质,有利于小分子物质的清除。②对流:动力来源为半透膜两侧的液体的压力差。③吸附:为部分中大分子清除的重要途径。吸附与溶质分子的化学特性及半透膜表面积有关,与同溶质分子溶度无关。

CRRT传统操作方式主要为:①CRRT前的准备(导管、患者及用物的评估)。②管路的正确安装及预冲。③正确连接患者。④CRRT过程监测及护理。⑤结束治疗(下机)的流程。⑥感染的预防及机器的保养。

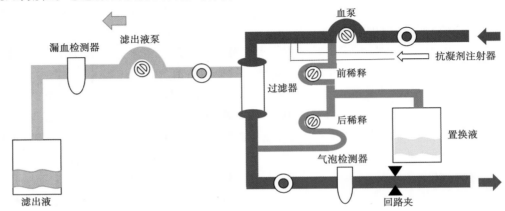

图 3-1　CRRT 工作原理示意图

CRRT 机如图 3-2 所示。

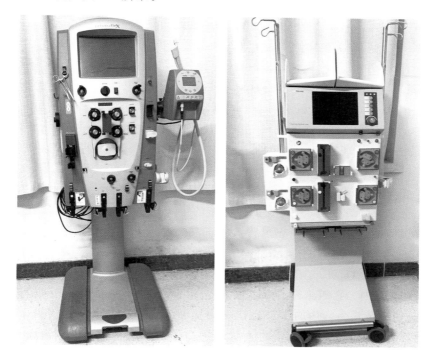

图 3-2　CRRT 机（左：金宝 CRRT 机，右：费森尤斯 CRRT 机）

替代治疗的模式：分为间断模式与持续模式。持续治疗的优点在于缓慢持续的液体及溶质清除，可使血流动力学更稳定，最终可获得更多的液体清除和更持久的溶质控制，并且保证了静脉高营养，其代表方式为持续床旁肾脏替代治疗，间断模式以间断血液透析（intermittent hemodialysis，IHD）为典型代表。有关 IHD 与 CRRT 在急性肾衰竭救治中的疗效比较，迄今尚无充分的循证医学证据。对于血液动力学不稳定的患者使用 CRRT 较为安全，但要加强监护，注意抗凝药剂量。

3）"混合"模式：采用方便操作的 IHD 技术，将治疗时间延长，更缓慢地清除容量和溶质。目前，这种模式得到了越来越广泛的应用，但尚不明确该模式对预后的影响。

（3）剂量：如采用 IHD 模式，可能需要增加治疗剂量。可增加每一次治疗的强度，也可增加治疗的频率。关于 CRRT 剂量与预后间的关系，目前研究较少且结果不尽相同，多数研究结果支持采用大剂量 CRRT 治疗急性肾衰竭，临床可根据具体情况确定剂量。

（四）康复

急性肾损伤患者的康复需要坚持综合管理的原则，在给予急性肾损伤一体化治疗的同时，还要给予适当的饮食指导，改善营养状况，积极治疗并发症，采用适当的药物治疗，并且应坚持将治疗、教育、咨询、饮食及运动训练集为一体的综合管理原则，采取多学科协作的康复一体化手段，以达到延缓和改善急性肾损伤带来的继发功能障碍、维持独立的运动能力及日常生活活动能力、提高生活质量等的目的。

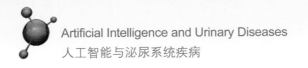

三、医工交叉应用的展望

目前,CRRT 设备的技术限制给有效管理患者数据和治疗数据带来了困难。CRRT 机器数据目前通常是手工收集和分析的,这是一个费力、耗时的过程,经常导致不必要的治疗干预延迟,是实现动态 CRRT 的障碍。最近 ADQI 共识会议提出了"精准 CRRT"的概念,其中一个重要组成部分就是动态 CRRT,这对临床状态变化迅速的危重症 AKI 患者十分有利。未来可以通过纳入在线工具实现连续、实时测量,并由 CRRT 自动收集和分析数据。此外,来自 CRRT 机器的治疗数据和来自电子病历的患者数据将在生物反馈循环中发挥重要作用。

CRRT 在小型化方面也比较落后。随着微流体、微力学和纳米技术的发展,未来设备的可移植性将增强,这会大大减少护理工作的复杂性,并可能降低治疗成本。可穿戴透析和超滤设备在过去的十年中已取得重大进展。最近专门设计用于治疗儿童 AKI 患者设备的一项研究也取得了进展,Ronco 等人报道 CARPEDIEM 装置在新生儿 AKI 治疗方面获得成功。CARPEDIEM 装置的成功将加速小型化技术在 CRRT 的应用。

与传统透析一样,在 CRRT 治疗过程中会产生大量的过滤器和管道装置等一次性塑料用品,包括可穿戴设备在内的小型化技术的发展将是解决这一问题的一个重要方法。另一个与透析相关的环境问题是产生大量废液。吸附剂技术和膜废液回收技术都是减少 CRRT 和其他透析方式中产生的污水量的潜在方法。透析的长期可持续性在未来也将取得进展。

参考文献

[1]王辰,王建安.内科学[M].3 版.北京:人民卫生出版社,2018.

[2]王庭槐.生理学[M].9 版.北京:人民卫生出版社,2018.

[3]中华医学会.临床诊疗指南 肾脏病学分册[M].北京:人民卫生出版社,2011.

（于奎鹏　李登任）

第四章

慢性肾脏病

学习目的

1. 了解慢性肾脏病的病因及其病理生理机制。

2. 熟悉慢性肾脏病临床表现、分期及治疗。

3. 掌握肾脏替代治疗的常见方式、血液净化设备的原理与应用。

案例

患者男性,45 岁,高血压病史 5 年,因"间断水肿 3 年,胸闷半年,加重 1 周"入院。患者 3 年前出现颜面和双下肢水肿,无肉眼血尿,无腰痛、尿频、尿急、尿痛,无乏力、食欲缺乏、恶心、呕吐,无发热、皮疹及关节痛等。患者在当地医院查尿常规,显示尿蛋白(＋＋)。血压 165/115 mmHg,行肾活检显示"IgA 肾病",服中药治疗,此后水肿间断出现,高血压亦未得到正规治疗。半年前患者因加班后出现胸闷气短,休息不能改善,在当地医院检查,血白蛋白 20 g/L,血肌酐 452 μmol/L,当地医院给予血浆置换治疗,治疗后复查血肌酐 331 μmol/L。给予缬沙坦、呋塞米、尿毒清颗粒口服出院治疗,患者规律用药后症状减轻,可完成日常活动。一周前,患者上班时自觉恶心、乏力,伴呼吸困难,于肾内科就诊。查体:体温 36.5 ℃,脉搏 110 次/分,血压 190/110 mmHg,皮肤黏膜苍白,双下肺可闻及湿啰音,心前区可闻及广泛的心包摩擦音,双下肢中度凹陷性水肿。血红蛋白 65 g/L,血小板 148×10⁹/L,血尿素氮 29 mmol/L,血肌酐 550 μmol/L,血钾 5.5 mmol/L。尿常规:尿蛋白(＋＋＋),尿比重 1.010。肾脏 B 超显示:左肾 8.9 cm×4.6 cm×4.1 cm,右肾 8.7 cm×4.4 cm×4.1 cm,双肾皮质变薄。患者入院后诊断为"慢性肾脏病(CKD 5 期)、肾性贫血、高钾血症、高血压(3 级,很高危)",给予控制血压、纠正高钾血症、纠正肾性贫血,行控制血压等治疗后,症状有所改善;针对患者病情,对患者进行宣教后患者选择了腹膜透析,故于局麻下植入双袖套腹膜透析导管。术后 3 天患者出院休养,嘱患者 2 周后再次入院学习腹透操作。

医工结合点:血液净化治疗是治疗终末期肾脏病(end-stage renal disease,ESRD)的重要手段,也是肾脏病治疗的重要组成部分。血液净化设备(血液透析机、透析用水制

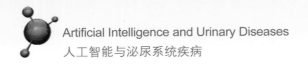

备设备、人工血管、自动腹膜透析机、便携式腹膜透析/血液透析设备)的不断改进和创新可有效提高患者的透析质量,减少透析相关并发症的发生,提高患者的生活质量和生存期。

思考题

除了上述案例使用腹膜透析治疗慢性肾脏病(CKD 5 期)外,还有哪些医工结合的设备可应用于此患者的治疗中?

案例解析

一、疾病概述

(一)定义

慢性肾脏病(chronic kidney disease,CKD)是指肾脏结构或功能异常超过 3 个月,并对健康有所影响,临床上表现为病理学检查异常或肾损伤(包括血、尿成分异常或影像学检查异常)。

(1)CKD:是由原发性肾脏疾病和各种继发性肾脏疾病以及各种先天、遗传性肾脏疾病等导致的临床疾病的统称,其临床表现多种多样,范围可从无症状、实验室检查异常到尿毒症。

(2)CKD 的诊断标准:出现肾脏损伤标志(一项或多项)超过 3 个月,包括:①白蛋白尿;②尿沉渣异常;③肾小管病变引起的电解质紊乱和其他异常;④肾脏病理异常;⑤影像学检查肾脏结构异常;⑥肾移植病史或肾小球滤过率(GFR)下降[GFR<60 mL/(min·1.73 m^2)]超过3 个月。

(3)CKD 的进展:CKD 进行性进展会引起肾功能不可逆下降,导致以代谢产物和毒物潴留、水电解质和酸碱平衡紊乱以及内分泌失调为特征的临床综合征,称为慢性肾衰竭(chronic renal failure,CRF),CRF 晚期称为尿毒症。

(二)流行病学和病因

近年来,CKD,尤其是 ESRD 患者的发病率、住院率均有明显升高,严重威胁着人类的健康。随着我国糖尿病、高血压、肥胖症等的发病率增加以及人口老龄化加速,CKD 的发病率也明显增加。流行病学调查资料显示,我国 CKD 的患病率为 9.4%~12.1%。

慢性肾脏病的病因主要包括糖尿病肾病、高血压肾小动脉硬化、原发性与继发性肾小球肾炎、肾小管间质疾病(慢性间质性肾炎、慢性肾盂肾炎、尿酸性肾病、梗阻性肾病等)、肾血管疾病、遗传性肾病(多囊肾病、遗传性肾炎)等。

在我国,以 IgA 肾病为主的原发性肾小球肾炎最为多见,但近年来糖尿病肾病、高血压肾小动脉硬化的发病率有明显升高。

（三）病理生理变化

1.肾小球硬化

CKD进展常伴随进行性肾小球硬化,肾小球硬化分为不同的阶段,最初为肾小球内皮细胞损伤与炎症,继而发生肾小球系膜细胞增生,最后出现肾小球硬化与纤维化。起始肾小球硬化可能源于肾小球内皮细胞的非免疫性损伤,可使肾小球毛细血管内压升高,引发肾小球毛细血管内皮细胞损伤。内皮细胞受损后,丧失抗凝、抗炎和抗增殖特性,刺激系膜细胞增生,合成细胞外基质。此外,肾小球内皮细胞与系膜细胞凋亡失控也参与肾小球硬化。

2.肾小管间质纤维化

间质病变程度与肾功能之间的关系比肾小球硬化更加密切,肾小管间质纤维化涉及炎症、成纤维细胞增生、大量细胞外基质成分积聚,最终导致肾间质纤维化。在各种致病因素的作用下,受损的肾小管上皮细胞可以作为抗原呈递细胞(APC)、表达黏附分子、释放炎性介质、化学趋化因子、细胞因子和生长因子,最终使细胞外基质合成增加。受损的肾小球固有细胞可释放大量激素,如血管紧张素Ⅱ、生长因子和细胞因子,刺激与活化肾小管上皮细胞及炎性细胞释放一系列生长因子,活化肾间质成纤维细胞。活化的成纤维细胞合成细胞外基质成分,肾间质细胞外基质成分积聚,出现不可逆性肾间质纤维化。

3.血管硬化

血管硬化与慢性肾功能衰竭进展相平行,但血管改变与全身高血压并不成正比。慢性肾功能衰竭早期并没有严重全身高血压,但存在肾小动脉透明变性。入球小动脉透明变性在糖尿病肾病肾小球硬化发展中起重要作用,球后小动脉改变进一步加重了肾间质缺血与纤维化。越来越多的证据表明,肾脏缺血与缺氧可刺激肾小管上皮细胞与肾脏成纤维细胞产生细胞外基质,抑制胶原降解和促进肾间质纤维化。

（四）临床表现

CKD对机体各系统均可产生影响,在其不同阶段临床表现多种多样,与基础疾病种类和肾功能不全程度相关,CKD 1～3期患者可以无任何症状,或仅有乏力、腰酸、夜尿增多、食欲减退等轻度不适。到CKD 5期时,可出现急性左心衰竭、严重高钾血症、消化道出血、中枢神经系统障碍等,甚至有生命危险。慢性肾功能衰竭对机体的最主要的危害包括两个方面:一是大多数患者不可避免地进入终末期肾病,必须依赖肾脏替代治疗以延长生命;二是心脑血管并发症发生率和病死率明显增加。慢性肾衰竭临床表现可涉及各个系统。

（1）消化系统:是最常见症状,可出现厌食、恶心、呕吐、腹胀甚至消化性溃疡、出血。

（2）心血管系统:早期就出现高血压,后期出现心脏扩大、心功能不全,少数患者出现心包炎、动脉粥样硬化和血管钙化。

（3）神经系统:周围神经病变,对温度、痛觉反应迟钝;呃逆;中枢神经系统症状有嗜睡、反应迟钝、注意力不集中、记忆力减退、癫痫等尿毒症脑病表现。

（4）骨骼系统:肾衰竭时出现低钙血症、高磷血症、继发性甲旁亢,活性维生素D缺乏等可导致骨骼系统异常,包括纤维囊性骨炎、骨软化病、混合性骨病,统称为肾性骨病,患者可出现骨折、骨痛等症状。

(5)呼吸系统:可出现胸膜炎、肺炎、支气管炎。

(6)皮肤:可出现色素沉着、皮肤瘙痒、皮肤钙化。

(7)内分泌系统:可出现胰岛素受体障碍、胰高血糖素升高;性腺功能障碍,部分患者闭经不育。

(8)血液系统:可出现与肾衰竭相平行的贫血、凝血障碍、出血倾向。

(五)分期

目前,国际公认的慢性肾脏病分期依据肾脏病预后质量倡议(K/DOQI)制定的指南分为1~5期(见表4-1)。该分期方法根据GFR将CKD分为5期。应当指出,单纯GFR轻度下降(60~89 mL/min)而无肾损害表现者,不能认为存在CKD,只有当CFR小于60 mL/min时,才可按CKD 3期对待。分期标准是基于实验检查对肾脏疾病严重程度的评价,同时兼顾肾功能水平和并发症的关系、肾功能丧失和发生心血管疾病的危险因素等级,对制定治疗策略有指导作用。例如,血压和血脂的监测和控制应始自CKD诊断之时,而对贫血、营养的监测应始自CKD 3期,并于4期后加强监测的频度。在CKD 4期做肾脏替代治疗(血液净化、肾移植)的准备。同时,这一分期方法还可在国际上建立共同的标准。

表 4-1　分期标准

分期	描述	GFR/[mL/(min · 1.73 m²)]	治疗计划
1	肾损伤,GFR正常或↑	≥90	CKD病因的诊断和治疗 治疗合并疾病 延缓疾病进展
2	肾损伤,GFR轻度↓	60~89	估计疾病是否会进展和进展速度
3	GFR中度↓	30~59	评价和治疗并发症
4	GFR严重↓	15~29	准备肾脏替代治疗
5	肾衰竭	<15或透析	肾脏替代治疗

二、疾病预防、诊断、治疗、康复

(一)CKD的预防

1.对CKD危险因素的筛查

(1)糖尿病:糖尿病已成为引起CKD的主要原因,2015年我国新发ESRD患者中以糖尿病为病因者已达53.7%,糖尿病患者ESRD年发生率达29.7%,成为我国继发性肾脏病的重要原因。

(2)高血压:高血压引起血管硬化、肾小球硬化等多种肾脏损伤,进而影响肾小球的滤过率,最终使得患者出现CKD,进而进展为ESRD。

(3)高尿酸:我国CKD患者的高尿酸血症患病率为36.6%~50%,并且随着CKD的进展而显著升高。在一项纳入177570例肾病患者,长达25年随访的美国研究中,基线时尿酸水平最高的患者发生CKD的风险是正常尿酸水平患者的2.14倍。一些流行病学研究表明,高尿酸血症与CKD发生和进展的风险有关。

(4)肾毒性药物:非甾体抗炎药物、部分抗生素、部分中草药、部分化疗药以及造影剂都可能造成肾脏损伤,甚至导致急性肾损伤(AKI)。

(5)肥胖:肥胖可导致肾小球损伤、肾小管损伤并引起炎症反应、胰岛素抵抗、肾素-血管紧张素系统(RAS)激活。

(6)脂质代谢紊乱:脂质代谢紊乱可致脂质沉积于内脏器官,引起一系列的内脏损伤,包括肾脏损伤。

CKD是一种可以预防的疾病,通过三级预防(见表4-2)既可以使未患CKD的患者避免罹患CKD,也可以延缓CKD进展,避免肾衰竭。

表 4-2   CKD 的三级预防

策略	一级预防	二级预防	三级预防
主要目标	预防 CKD	早诊早治	避免肾衰
次要目标	管理肾脏病风险因素;开展预防方面的健康教育	延缓 CKD 进展;延长肾脏可工作时间	尽量推迟透析开始时间;保护残余肾功能
警示信号	肾小球高滤过	出现蛋白尿或蛋白尿水平增高;eGFR 减少	尿毒症症状恶化
危险因素	糖尿病、高血压、孤立肾、遗传风险以及其他危险因素	蛋白尿、未受控制的高血压、血糖控制不佳、高蛋白饮食等	急性肾损伤及其风险因素、心肾综合征等
干预措施	生活方式干预:包括限盐、血糖与血压管理、控制体重,识别遗传风险因素,保持充足饮水	管理蛋白尿;鼓励低钠和低蛋白饮食;多食用植物蛋白;有针对性的治疗等	管理尿毒症及并发症;管理水钠潴留,管理心血管风险因素;探索其他保护肾脏的治疗方案

2.对CKD进展的危险因素筛查

CKD通常进展缓慢,呈渐进性发展,但在某些诱因下短期内可急剧加重、恶化。

(1)CKD渐进性发展的危险因素包括高血糖、高血压、蛋白尿(包括微量白蛋白尿)、低蛋白血症、吸烟等。

(2)CRF急性加重、恶化的危险因素包括:①累及肾脏的疾病复发或加重;②有效血容量不足;③肾脏局部血供急剧减少;④严重高血压未能控制;⑤肾毒性药物;⑥泌尿道梗阻;⑦其他:严重感染、高钙血症、肝衰竭、心力衰竭等。在CRF病程中出现的肾功能急剧恶化,如处理及时得当,可使病情有一定程度的逆转,但若诊治延误,或这种急剧恶化极为严重,则病情呈不可逆性进展。

(二)诊断

肾脏结构或功能异常超过3个月,并对健康有所影响,就可以诊断为CKD。诊断标准为:①出现肾脏损伤标志(一项或以上)超过3个月,包括:a.白蛋白尿[尿白蛋白排泄率(AER)≥30 mg/24 h,尿白蛋白/尿肌酐比值(ACR)≥30 mg/g];b.尿沉渣异常;c.肾小管病变引起的电解质紊乱和其他异常;d.肾脏病理异常;e.影像学检查出的肾脏结构异常;f.肾移植病史。②或者肾小球滤过率(GFR)下降[GFR<60 mL/(min·1.73 m²)]超过3个月。

CKD诊断并不困难,主要根据病史、肾功能检查及相关临床表现,但其临床表现复杂,各系统表现均可成为首发症状。对既往病史不明或存在近期急性加重诱因的患者,需与急性肾损伤相鉴别。

(三)治疗

1.原发疾病和加重因素的治疗

早期诊断原发病,针对原发病的积极有效治疗和去除引起肾功能恶化的可逆因素是CKD治疗的基础和前提,也是保护肾功能和延缓CKD进展的关键。

CKD的防治是系统性、综合性的,同时也需要个体化对策。对于正常人群,要提高对慢性肾脏病的警觉,需每年筛查一次,努力做到早期诊断;对CKD患者,要重视询问病史、查体和检查肾功能,坚持长期随访和管理,对可能引起CKD恶化的因素给予积极治疗和去除(如肾毒性药物、长期血压控制不良、血糖控制欠佳等);对可能引起肾损害的疾患(如糖尿病、高血压等),除规范治疗原发病外,需每年定期检查尿常规、肾功能等至少两次或以上,以早期发现肾损害。

2.CKD一体化治疗

CKD一体化治疗包括饮食控制和营养支持、药物治疗及肾脏替代治疗等。

(1)饮食控制和营养支持:核心是低盐低蛋白质饮食。对于成年、患糖尿病或不患糖尿病且GFR低于30 mL/(min·1.73 m²)(GFR分级G4~G5)的患者,蛋白质摄入量为0.6~0.8 g/(kg·d),患者进入维持性透析后蛋白质摄入量提高至1.2 g/(kg·d),同时维持每日充足热量125~146 kJ/kg,补充适量维生素、矿物质等营养素。除非存在禁忌证,推荐减少成人钠盐摄入,摄入量应低于90 mmol/d(2 g钠,相当于5 g氯化钠);磷摄入量限制在800 mg/d以下(合并高磷血症者应少于500 mg/d)。

(2)药物治疗:主要包括针对各系统受累的对症治疗,纠正酸中毒和水、电解质紊乱,抗感染治疗。药物治疗旨在改善患者症状,延缓慢性肾衰竭的进展,预防严重并发症,改善患者预后,主要包括降压治疗、控制蛋白尿、肾性贫血、肾性骨病、纠正水电解质和酸碱平衡紊乱、防止心血管并发症、控制感染等治疗。

(3)肾脏替代治疗:包括肾脏移植和血液净化。血液净化是很多治疗方法的总称,共同特点是借助各种净化装置(血液透析器、血液滤过器、血液灌流器、血浆滤过器和自体腹膜等)清除血液中的病理性物质。血液净化学是一门年轻的边缘学科,也是一个进展较快的跨学科领域。目前,血液净化的作用已远远超出了单纯清除血液中有害溶质的概念,而同时具有支持重要脏器功能及维持机体内环境平衡的作用。血液净化包括腹膜透析、血液透析、血液滤过、血液灌流和血浆置换五种类型。在此基础上不断发展,又派生出很多新的治疗方法。

1）腹膜透析（peritoneal dialysis，PD）：利用人体腹膜作为半透膜，向腹腔内注入透析液，借助腹膜两侧的毛细血管内血浆及透析液中的溶质化学浓度梯度和渗透压梯度，通过扩散和渗透原理，达到清除毒素、超滤水分、纠正酸中毒和电解质紊乱的治疗目的。

腹膜透析液：由渗透剂、缓冲液、电解质三部分构成。腹膜透析液应符合以下基本要求：①电解质成分与正常人血浆成分相近；②缓冲液（如醋酸盐、乳酸盐、碳酸氢盐）用于纠正机体的酸中毒；③无菌、无毒、无致热源；④生物相容性良好；⑤允许加入适当的药物以满足不同病情的需要。

腹膜透析的连接系统：PD 的连接系统是连通无菌（腹腔内部分）和有菌（腹腔外部分）环境的装置。此系统设计的合理性直接影响感染率的高低。导管是该系统的重要组成部分，目前临床上使用的标准腹透管是 Tenckhoff 导管及其更新产品，在导管上有 1～2 个涤纶袖套（Cuff 环），便于成纤维细胞长入以帮助导管固定，导管腹内段末端侧面有许多 1 mm 的侧孔，有利于液体引流。目前，临床应用最多的是双 Cuff 导管，已证明它比单 Cuff 导管腹膜炎发生率低、出口并发症少，使用寿命长。

连接系统的另一个重要部分是体外的可拆卸系统，它是交换透析液时的连接导管，提供透析液进出的通道。它的设计亦经历了长期的发展。从封闭性"O"形管（O-set）、"Y"形管（Y-set）到目前广泛使用的双袋系统，腹膜炎的发生率也随之明显下降。图 4-1 所示为腹膜透析示意图。

2）自动化腹膜透析（automated peritoneal dialysis，APD）：是一种借助于腹膜透析机自动控制透析液进出腹腔的透析方式。腹膜透析机由电脑控制，可监控透析液灌入和引流量，已完成的透析液交换次数和正在进行的交换次数，单次和累计超滤量，透析液温度以及透析液灌入、留置、引流时间和总治疗时间等。出现异常情况时，机器可及时报警并自动停止透析。

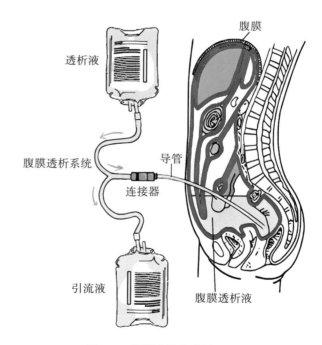

图 4-1 腹膜透析示意图

APD 适用于：①常规行连结性非卧床腹膜透析（continuous ambulatory peritoneal dialysis，CAPD）无法获得充分的超滤量和溶质清除率的患者；②不能耐受过高的腹腔内压力的患者；③经济条件允许行 APD 的患者。图 4-2 所示为 APD 示意图，图 4-3 所示为 APD 工作原理图。

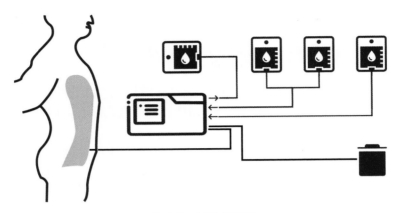

图 4-2　APD 示意图

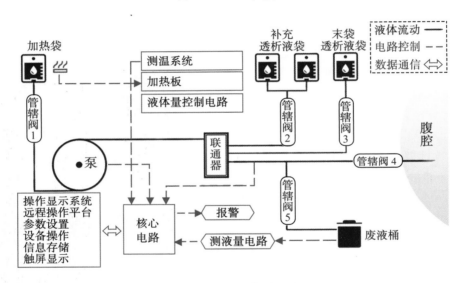

图 4-3　APD 工作原理图

APD 主要有以下几种形式：①夜间间歇腹膜透析（nocturnal intermittent peritoneal dialysis，NIPD）：每晚透析 8～10 次，每次 1～2 小时，每周透析 7 晚，白天干腹。②潮式腹膜透析（tidal peritoneal dialysis，TPD）：第一次灌入腹透液约 3 L，放出时放出半量，以后每次灌入 1.5 L，放出 1.5 L，每次交换周期约为 20 分钟，8～10 小时内需用腹透液 26～30 L。TPD 采用高流量的腹透液交换，提高了对小分子毒素的清除，缺点是对大分子毒素清除较少，蛋白丢失较多，费用较高。③持续循环腹膜透析（continuous cyclic peritoneal dialysis，CCPD）：透析方式与 CAPD 相似，透析液交换在夜间由机器完成，白天腹腔保留 2 L 腹透液。CCPD 的清除效果与 CAPD 相似。④远程患者管理（remote patient monitoring，RPM）APD：新一代的 APD 机已经在一定程度上实现了 RPM 功能。RPM 通常由云端服务器、APD 机、医护终端组成，为便于医患互动，获取和集成更完整信息，RPM 系统也可以增加患者端应用软件和其他可自动上传健康信息的外围设备，如血压计、体重秤等。

这种新型 APD 机不仅可以获得患者居家腹膜透析治疗信息，还可以整合更多健康信息，成为先进的 RPM 核心装备。图 4-4 所示为常用腹膜透析方法模式图。

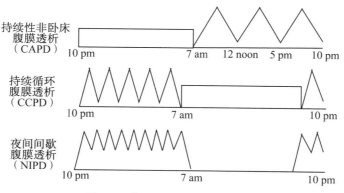

图 4-4　常用腹膜透析方法模式图

（3）血液透析：血液透析是慢性肾衰竭的有效治疗方法，目前全球血液透析治疗最长生存期达 50 多年。然而半个世纪以前，所有慢性肾衰竭的患者都无法得到治疗。为了攻克这一难题，医学界、生物学界工程技术人员进行了大量的研究，最终获得成功，并应用于临床，代替了肾脏的功能，即人工肾，这一创举有效延续了慢性肾衰竭患者的生命。

1960 年，Kill 研制了平板型人工肾，命名为 KILL 型平板人工肾。近数十年来，随着科学技术的进步，空心纤维透析器不断发展优化，透析的动力系统及水处理装置有了进一步改进，使透析设备趋于安全、精密、完善和高效。

随着相关学科的发展，已有多种血液透析的疗法在临床中得到应用，可根据患者的病情及需要选择血液透析（hemodialysis，HD）、血液滤过（hemofiltration，HF）、血液透析滤过（hemodiafiltration，HDF）、血液灌流（hemoperfusion，HP）、血浆置换（plasma exchange，PE）和免疫吸附（immunoadsorption，IA）等。

血液透析简称"血透"，主要代替肾脏对溶质（主要是小分子溶质）和液体的清除功能。其利用半透膜原理，通过溶质交换清除血液内的代谢废物，维持电解质和酸碱平衡，同时清除过多的液体。溶质清除主要依靠弥散，即溶质根据半透膜两侧溶液浓度梯度差，从浓度高的一侧向浓度低的一侧移动。溶质清除的另一种方式是对流，即根据膜两侧压力梯度，水分和小于膜截留分子量的溶质从压力高侧向压力低侧移动。在普通血液透析中，弥散起主要作用，血液滤过时对流起重要作用。

血液透析机实现肾脏替代功能是通过将体外循环路径与患者的循环系统相连来完成的，包括透析液系统和血路系统。达成血液透析机透析液系统运转目的需要实现：①配制成分达到一定要求的透析液；②透析液维持一定的温度、压力和流量；③完成超滤脱水；④监测和报警功能。血液透析机在结构上包括温度控制系统、除气系统、容量比例及电导率监控系统、超滤系统、旁路系统、清洗消毒系统、置换液生成系统、漏血及透析液压力监测系统等。体外血液循环系统包括血泵、注射泵、压力监测系统、动静脉壶和液面调节器和空气探测器等（见图 4-5）。

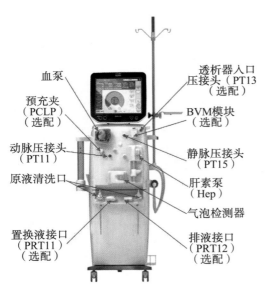

血泵

预充夹
（PCLP）
（选配）

动脉压接头
（PT11）

原液清洗口

置换液接口
（PRT11）
（选配）

透析器入口
压接头（PT13）
（选配）

BVM模块
（选配）

静脉压接头
（PT15）

肝素泵
（Hep）

气泡检测器

排液接口
（PRT12）
（选配）

图 4-5 血液透析机示意图（山东威高）

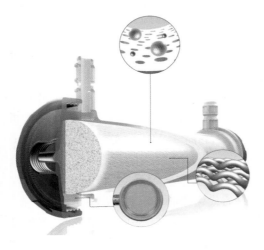

图 4-6 血液透析机（山东威高）

血液透析时，血液经血管通路进入体外循环，在蠕动泵（血泵）的推动下进入透析器（内含透析膜）（见图 4-6），血液流经纤维束内腔，而透析液在纤维束外反向流动，血液与透析液发生溶质交换后再经血管通路流回体内。血液透析使用的滤器是由透析膜构成的平行中空纤维束和支撑结构组成的中空纤维透析器，透析膜材料以改良纤维素膜和合成膜为主，具有良好的生物相容性。成年患者所需透析膜的表面积通常为 1.5～2.0 m²，可保证交换面积。

维持性血液透析患者常规透析频率为 4 小时/次，3 次/周。治疗时透析液流速为 500 mL/min，所以透析患者一周需使用约 360 L 的透析用水，承受的水量几乎是常人所需承受的 50 倍。因此，透析用水水质直接关系到透析的远期效果。目前，透析用水采用市政自来水，经预处理（水源—精密滤芯—加压泵—砂滤管—活性炭罐—树脂罐—精密滤器），再经反渗水机过滤后产生，水质要符合《血液透析及相关治疗用水（YY 0572—2015）》中生物污染物标准和化学污染物标准。

透析液由血液透析 A 浓缩液（氯化钠、氯化钾、氯化钙、氯化镁、冰醋酸/枸橼酸）、血液透析 B 浓缩液（碳酸氢钠）和透析用水按照一定的比例（例如，A∶B∶水＝1∶1.225∶32.775）配制而成，透析液应符合以下基本要求：①电解质成分与正常人血浆成分相近；②普通透析液细菌小于等于 100 CFU/mL、超纯透析液细菌小于等于 0.1 CFU/mL，普通透析液内毒素小于等于 0.5 EU/mL、超纯透析液内毒素小于等于 0.03 EU/mL；④生物相容性良好；⑤允许根据不同病情的需要加入适当的药物或调整配方。

目前，有两种配制透析液的方法：①使用成品透析浓缩液；②使用集中供液系统［主要分为集中供浓缩透析液系统（central concentrate delivery system，CCDS）（见图 4-7）和集中供透析液系统（central dialysis fluid delivery system，CDDS）（见图 4-8）］，自行配制透析浓缩液/透析液（见图 4-9）。

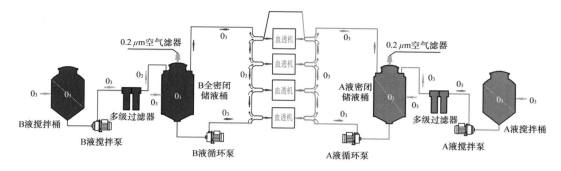

图 4-7　CCDS 系统（苏州吉隆）

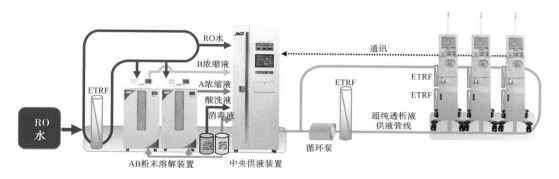

图 4-8　CDDS 系统（日本 JMS 株式会社）

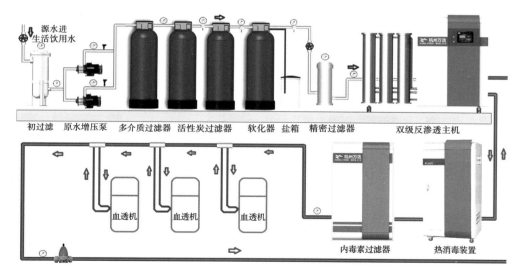

图 4-9　透析用水制备流程图（杭州万洁）

血液透析的时机：①建议患者导入透析治疗指征：患者 GFR 小于 15 mL/（min·1.73 m^2），且出现下列临床表现之一：a.不能缓解的乏力、恶心、呕吐、瘙痒等尿毒症症状或营养不良；b.难以纠正的高钾血症；c.难以控制的进展性代谢性酸中毒；d.难以控制的水钠潴留和高血压，合并充血性心力衰竭或急性肺水肿；e.尿毒症性心包炎；f.尿毒症性脑病和进

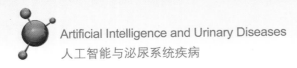

展性神经病变；g.其他需要血液透析的患者由医师进行决定。②高风险患者（合并糖尿病）应适当提早开始透析治疗。③无论临床症状如何，患者 GFR 小于 6 mL/(min·1.73 m²) 时均应开始透析治疗。

血液透析的血管通路：血管通路是血液透析患者的生命线，在充分评估患者全身和血管状况的基础上，个体化选择适合于患者的血管通路，才是最佳选择。一般而言，对于长期维持性透析患者，推荐选择自体动静脉内瘘，并至少在透析导入前2～4周完成构建；对于血管条件较差、难以完成自体动静脉内瘘构建的长期维持性透析患者，推荐选择移植血管内瘘或带隧道带涤纶套中心静脉导管（见图4-10）；对于合并慢性心力衰竭的长期维持性透析患者，推荐选择带隧道带涤纶套中心静脉导管或动脉表浅化；对于急性肾损伤患者，根据预测的需要血液净化时间，选择无隧道无涤纶套中心静脉导管（见图4-11）或带隧道带涤纶套中心静脉导管。图4-12 所示为人工血管内瘘示意图（有关完整的设备信息，包括批准的适应证和安全信息，请参阅使用说明）。

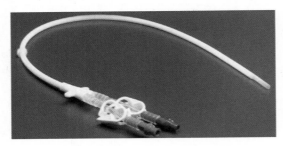

图 4-10　带隧道带涤纶套中心静脉导管
示意图（柯惠医疗）

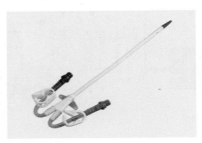

图 4-11　无隧道无涤纶套中心
静脉导管示意图（柯惠医疗）

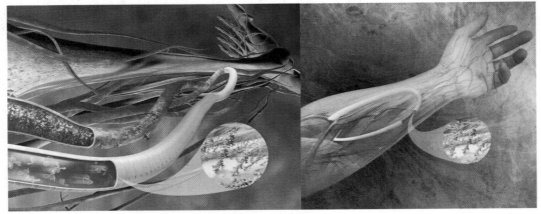

图 4-12　人工血管内瘘示意图

图源：GORE® PROPATEN® Vascular Graft. © 2021.

（四）康复

CKD 的康复治疗是集医学治疗、教育、咨询、饮食及运动训练为一体的综合项目，可使肾脏病患者达到最佳的职业潜能、功能状态及生活质量。CKD 的康复治疗主要包括五项策略，即鼓励、教育、运动训练、就业、评估，其中运动训练是核心。运动训练是改善

CKD患者生理功能、降低肌肉萎缩和提高心肺耐力的重要措施。规律进行运动训练可改善CKD患者的机体功能、肌肉强度和健康相关生活质量,降低机体炎症状态,延缓肾功能进展等。运动训练的主要内容包括运动训练前的评估和运动训练的实施。运动训练前的评估包括适应证评估、临床状况评估、运动能力评估,可排除禁忌证,减少不良事件的发生。运动训练的实施包括:①签署运动训练知情同意书,说明运动训练的内容、方式、时间、计划等内容,并应告知相关风险和获益。②建立运动训练文档,包括患者基本信息、CKD的原发病、用药史、家族史、体格及化验检查、功能障碍评估结果、运动训练处方计划等。③准备运动训练设施,包括软垫或瑜伽垫、脚踏板、哑铃、沙袋、弹力带、平衡球、功率自行车、卧位康复脚踏车、计步器等。④运动训练实施策略基本组成包括热身、运动训练、整理活动、拉伸运动等部分,基本处方原则根据运动频率、强度、时间、类型以及总量和进阶为原则进行制定。a.运动频率:每周至少需要进行3~5次运动训练。b.运动强度:建议进行低至中等强度的运动。c.运动时间:目标时间为每次运动20~60 min,可根据CKD患者的个体状况分次进行。d.运动类型:包括有氧运动、抗阻运动及柔韧性训练等。e.运动总量:多数成年CKD患者有氧运动推荐总量大于等于500~1000 MET分钟/周,或至少150 MET分钟/周(或每周消耗能量达到4186 kJ)的中等强度运动,或每天走5400~7900步。⑥运动进阶:在运动训练的开始阶段,应强调低起始剂量、循序渐进、持之以恒的原则。

三、医工交叉应用的展望

(一)慢性肾脏病早期诊断

肾脏多普勒超声是在二维超声定位情况下,利用多普勒原理,采用一系列电子技术,实时显示血管内某一点一定容积(SV)血流的频谱图,是一种无创伤性,能检查出心内分流和返流的技术。连续式多普勒可连续发射脉冲波,因此具有测量高速血流的能力,对于定量分析血管的狭窄、返流和分流性病变具有明显的优点。但是,目前肾脏多普勒彩超检测肾内血流的敏感性有待进一步提高,以期慢性肾脏病患者早期在健康体检时能检测出肾脏内血流动力学改变。

(二)血液净化治疗

1.腹膜透析(PD)

PD几乎与血液透析同时正式进入临床,至今已有40多年历史。进入21世纪以后,腹膜透析技术日趋成熟,在世界各国及地区得到广泛应用,尤其是在新冠疫情期间,PD与血液透析相比拥有独特的优势,其疗效受到广泛认可。近年来,APD已在国外广泛应用于临床,可以明显减轻患者的腹膜透析操作及降低腹膜炎的发生率,尤其是RPM-APD的应用进一步减少了患者并发症的发生,改善了透析质量。未来的APD技术将继续作为腹膜透析的高端模式在血液净化治疗中发挥重要作用。我国APD的应用目前尚处于起步阶段,一方面,应主要解决APD机器自主知识产权问题,逐步实现技术和产品本土化和国产化;另一方面,要创新研发,借助数字时代技术实现APD的更新发展。当前人

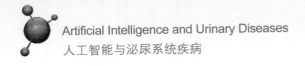
工智能技术越来越多地应用于医疗设备,通过自动数据获取以及神经网络和深度学习,使 APD 内部算法不断优化,腹膜透析将迈向信息化、数字化、人性化、智能化的时代。

2.血液透析(HD)

我国的血液透析事业随着医学科学的进步而迅猛发展,血液透析治疗的目标也由维持患者生存转变为提高生命质量。然而,血液透析发展到今天,相关技术仍需进一步完善,如居家血液透析,更好的血管通路及人工血管,静脉置管血液透析辅助检测技术(包括血容量监测、压力监测、透析充分性监测、生物电阻抗及人体成分分析等),还有待进一步完善。

(1)居家血液透析:可以灵活安排治疗时间,使患者更好地回归社会,代表着未来血液透析的发展方向。但居家血液透析在远程监控、透析液再生技术、患者培训、紧急情况下的医疗支持等方面仍面临着诸多限制,很多技术尚需完善,目前仍无法广泛应用。肾脏病学家及生物医学工程专家仍在孜孜不倦地寻求新的透析技术及治疗策略。随着血液透析技术的不断发展进步,血液透析设备目前正向智能化、自动化、集约化、小型化发展,新的安全监测技术的应用会使设备的安全性大大提高,同时设备及耗材的集成度也会越来越高,操作将更加智能便捷,大数据与云技术将在血液净化设备中得到广泛应用,通过在线生命体征监测与疗效评价技术,建立患者病例数据库和机器运行数据库,通过大数据分析和处理,实现个性化、智能化的治疗,将大大提升患者疗效指标,提升患者生存质量,最终实现高质量家庭血液透析。

(2)血管通路建立前需要对患者血管情况及全身情况进行评估,检查动静脉直径、通畅性、血流量、动脉硬化程度、静脉可扩张性、静脉距皮距离、超声心动图等。血管通路建立后需要定期对血管通路进行监测评价,包括通路血流量、通路阻力或传导性、通路内压力测定等,常用技术包括彩色多普勒超声、磁共振血管成像、计算机断层扫描血管造影、数字减影血管造影等,需要医学工程学专业的进一步研究,以期提高相应检查评估水平。

(3)人工血管需要具有良好的生物相容性、尺寸可调性、顺应性、结构稳定性、抗菌抗感染性、力学性能及抗血栓形成能力,且应易于缝合,免疫反应较低等。为提高人工血管的性能,降低人工血管术后血栓、狭窄、感染等并发症的发生率,需要医学工程学专业的进一步研究。

(4)血管通路异常的处理包括药物溶栓、Fogarty 导管取栓、球囊扩张狭窄段、植入覆膜支架等措施,需要医学工程学专业的进一步研究,以期提高相应材料的性能。

(5)带隧道带涤纶套的中心静脉导管:常见并发症包括纤维蛋白鞘形成、血栓形成、导管感染、中心静脉狭窄等,治疗方式包括更换导管、PTA、支架植入术等,进一步改良导管材料及性能有利于降低相关并发症的发生率。

(6)血液透析充分性评估:对终末期肾病患者进行充分的血液透析治疗是提高患者生活质量、减少并发症、改善预后的重要保证。对血液透析进行充分性评估是提高透析质量的重要保证。广义的透析充分性指患者通过透析治疗达到并维持较好的临床状态,包括血压、容量状态、营养、心功能、贫血、食欲、体力、电解质和酸碱平衡、生活质量等。狭义的透析充分性指标主要是指透析对小分子溶质的清除,常以尿素为代表,即尿素清除指数 Kt/V[包括单室 Kt/V(single-pool Kt/V,spKt/V)、平衡 Kt/V(equilibrium Kt/V,eKt/V)、每周标准 Kt/V(standard Kt/V,stdKt/V)]和尿素下降率(urea reduction ratio，URR）。

（7）提高透析液品质，全面实现超纯透析。优质的透析液有利于患者长期高质量生存，一旦透析液污染，透析液中的细菌、内毒素通过反超滤、反弥散作用逆流入血，就会导致患者出现不良反应，包括急性反应（肌肉痉挛、发热、寒战、心动过速等）和慢性危害（诱导炎症反应）。尤其是慢性危害，对患者的影响会更大。因此，未来超纯透析液的制备和广泛应用将会明显延长患者的透析生存时间并提高透析生存质量。我国超纯透析液的推广目前尚处于起步阶段，一方面，要从反渗水质量控制做起，研究开发更精密的反渗水机和反渗膜，解决源头水质问题；另一方面，开发功能集成化和信息化的 CDDS 系统，引领血液净化进入智能时代，实现透析液的各项指标可视化和信息化，减少配液环节的污染风险，制备高质量超纯透析液，真正实现无菌、无毒、无致热源的超纯透析。目前，最先进的 CDDS 系统为日本 JMS 株式会社设计的超纯中央透析系统。

※ 拓展阅读 ※

肾脏病诊断的"金标准"

肾穿刺活体组织病理学检查简称"肾活检病理检查"，是肾脏病学的一个重要组成部分，也是病理学中的一个重要分支。当前，肾活检的病理诊断已经形成了肾内科临床医生对肾脏病患者进行诊断、治疗和判断预后的一个重要参考依据。较早的肾脏病病理学文献为 1827 年英国医学家 Richard Bright 有关肾疾病病理解剖的记述，他将以水肿和蛋白尿为主要表现的肾疾病统称为 Bright 病。后来，Rayer（1840 年）和 Frerichs（1851 年）提出 Bright 病主要是肾的炎症性疾病，于是出现了"肾炎"（nephritis）的名称。利用穿刺针进行经皮肾活检在 20 世纪 30 年代以后逐渐开展。这一技术的开展使肾脏病学的发展向前迈进了一大步。随着穿刺技术的改进，各种病理学技术也迅速发展起来。

在医工结合研究领域，已有多项研究显示人工智能技术能够在肾脏病理中得到很好的应用，包括肾小球、肾小管、间质和动脉等基本结构和病变的识别，预测肾脏病理分型（级）和患者预后等，从而实现自动化肾脏病理特征定量、病理分型（级）及预后判断。目前，人工智能与肿瘤病理的结合已经能够显著提升甚至超越常规病理图像的诊断水平及范畴，指导疾病诊疗及预后评估。但是，由于肾脏组织结构和病变具有多样性，而且人工智能模型的训练需要大量的"金标准"数据，目前人工智能与肾脏病理的融合正处于初步阶段。

随着人工智能和智慧医疗的蓬勃发展，肾脏病理已步入数字化时代，人工智能技术将从识别病变、辅助疾病分型、预测预后到整合临床及组学数据等多个方面改变目前肾脏疾病的治疗和预防模式。在未来的研究和应用中，肾脏病理专家、数据分析专家对人工智能的应用将有望产生更准确的突破性结果，助力肾脏疾病精准医学的进展并指导患者的个性化诊疗。

"人工肾"成长史

中国需要透析的肾脏病患者数量近年来呈现上升趋势,其中血液透析治疗是最常用的肾脏替代治疗方案。回顾历史,血液透析治疗已有100多年的历史。

1854年,苏格兰Thomas Graham教授基于"晶体物质通过半透膜扩散原理"率先提出"透析"的概念,被誉为"现代透析之父"。随着技术发展,1943年,荷兰Koiff教授首次通过机械方法(转鼓式人工肾)去除血液中的毒素,并应用于肾衰竭患者的治疗,开展"人工肾脏"的临床应用,被世人誉为"现代人工肾之父"。1954年,血液透析被美国人工器官学会认可。我国开展血液透析相对较晚,1957年,上海华东医院夏其昌教授在临床上率先开始应用人工肾。1958年,天津医科大学第二医院马腾骧教授通过使用Kolff人工肾治疗急性肾损伤患者,正式开启了中国血液透析治疗的新里程。

但是,许多患者需要长期血液透析治疗,由于血液通路问题,血液透析治疗的临床应用受到了很大的限制。1960年,Belding Scribner教授首次开展了动静脉内瘘技术,这使长期透析治疗成为可能,开创了血管通路的新里程。1962年,Brescia及Cimino建立了首例自体动静脉内瘘(Brescia-Cimino内瘘),由患者自身的桡动脉和头静脉进行吻合后用于透析治疗。我国在20世纪的60~70年代,吴阶平教授和其同事开展了动静脉血管切开手术,且由江鱼教授率先应用动静脉内瘘进行临床血液透析应用。

随着技术的发展,经皮穿刺、导丝引导置管技术、中心静脉置管、股静脉置管、锁骨下静脉置管等新技术不断应用于临床的血液透析治疗中。1978年,Campbell教授率先发现聚四氟乙烯(polytetrafluoroethylene,PTFE)为人造血管新材料,人工血管材料技术发展使得人工血管快速应用于临床的血液透析治疗。我国于1979年引进PTFE人造血管,建立移植血管内瘘。目前,PTFE人造血管仍应用于血管材料。

目前,随着医学、组织工程学、纳米材料、生物信息学等技术飞速发展,便携式血液透析机、可穿戴人工肾设备、可植入人工肾相继开展并应用于临床治疗,这给透析治疗的人工智能化提出了新的挑战。

参考文献

[1]梅长林,余学清.内科学 肾脏内科分册[M].北京:人民卫生出版社,2015.

[2]黎磊石,刘志红.中国肾脏病学[M].北京:人民军医出版社,2008.

[3]中国医师协会肾脏内科医师分会,中国中西医结合学会肾脏疾病专业委员会,国家肾病专业医疗质量管理与控制中心.自动化腹膜透析中国专家共识[J].中华医学杂志,

2021,101(6):388-399.

[4]王辰,王建安.内科学[M].北京:人民卫生出版社,2015.

[5]蒂谢尔,威尔科克斯,王谨,等.高血压病与肾病学[M].天津:天津科技翻译出版公司,2001.

[6]王质刚.血液净化学[M].4 版.北京:北京科学技术出版社,2016.

[7]陈香美.血液净化标准操作规程(2021 版)[J].北京:人民军医出版社,2010.

[8]国家食品药品监督管理总局.国家食品药品监督管理总局关于批准发布 YY 0572-2015《血液透析及相关治疗用水》等 90 项医疗器械行业标准的公告(2015 年第 8 号)[EB/OL].(2015-3-2)[2022-12-31].https://www.nmpa.gov.cn/directory/web/nmpa/xxgk/ggtg/ylqxhybzhgg/20150302144501642.html.

[9]田军.临床血液净化肾移植[M].济南:山东大学出版社,2003.

[10]巢志复.尿毒症透析和肾移植[M].北京:人民卫生出版社,2007.

[11]马迎春.慢性肾脏病患者运动康复的管理[J].肾脏病与透析肾移植杂志,2022,31(4):353-354.

[12]CHENG H T, XU X, LIM P S,et al. Worldwide epidemiology of diabetes-related end-stage renal disease, 2000-2015[J].Diabetes Care,2021,44(1):89-97.

[13]KALANTAR-ZADEH K, LI P K. Strategies to prevent kidney disease and its progression[J].Nat Rev Nephrol, 2020,16,129-130.

[14]ALT P S, SCHATELL D. Renal rehabilitation in 2009—the future looks bright[J]. Nephrol News Issues,2009,23(3):24-29.

（李登任　冯静静　付岭岭）

泌尿系肿瘤

第一节　肾肿瘤

1.了解肾肿瘤的流行病学、病因、临床表现、诊断方法。

2.了解肾肿瘤的治疗原则与预后。

3.掌握人工智能、生物医学工程等医工交叉方法在肾肿瘤诊疗中可能的切入点。

案例

患者女性,29岁,因"扪及左上腹部体表包块1天"入院。患者1天前洗澡时扪及左上腹部体表包块,大小约15 cm,边界不规则,质地硬,遂来医院就诊,腹部彩超提示左肾肿瘤,查强化CT提示左肾肿瘤,肾癌可能性大。收住泌尿外科,完善常规术前检查,排除手术禁忌证后,行腹腔镜左肾根治性切除术。

术后病理:左肾透明细胞癌,伴肉瘤样分化,肉瘤样成分占比40%。

思考题

哪些医工交叉的方法可以用于提高肾肿瘤的术前诊断精确性?

案例解析

一、疾病概述

(一)流行病学及病因

肾肿瘤包括肾良性肿瘤和肾恶性肿瘤,其中恶性肿瘤占大多数。近年来,文献统计表明,肾恶性肿瘤约占肾肿瘤的85%。常见的肾恶性肿瘤有肾细胞癌、尿路上皮癌、肾母细胞瘤和肾转移瘤。

　　肾良性肿瘤中最常见的是肾血管平滑肌脂肪瘤,又称"肾错构瘤",主要由畸形血管、平滑肌和脂肪三种组织构成,可以是单独性疾病,也可以是结节性硬化症的一种表现。约三分之一的肾错构瘤患者合并结节性硬化症,而约一半的结节性硬化症患者会发展成肾错构瘤。临床上需要鉴别两者,肾错构瘤通常为单侧单发,常伴有腰腹部肿块、疼痛和泌尿系统症状等。结节性硬化症则多具备双侧性、多发性、瘤体小、患者年龄轻、不合并泌尿系统症状等特点,典型表现为智力低下、癫痫和皮脂腺瘤。但是,通常临床症状都不典型,难以准确鉴别,人工智能结合影像组学和病理组学或许可以提供新的鉴别手段。新型冠状病毒疫情期间,AI结合胸片对新冠患者进行鉴别筛查的相关研究可以给我们提供一定的思路参考。目前,研究者认为它是一种良性的遗传性疾病,可能与X染色体的失活以及突变或基因杂合性缺失有关系。

　　肾恶性肿瘤中,起源于肾实质泌尿小管上皮系统的恶性肿瘤称为肾细胞癌,又称"肾腺癌",简称"肾癌"。根据肿瘤细胞起源以及基因改变等特点,肾癌被分为透明细胞癌、乳头状肾细胞癌、嫌色细胞癌、集合管癌和未分类肾细胞癌等。其中,透明细胞癌最为常见,约占70%。发生在肾盂或肾盏上皮组织的尿路上皮恶性肿瘤称为肾盂癌。成人肾肿瘤中,绝大部分为肾癌,肾盂癌相对少见,肾癌占肾恶性肿瘤的80%～90%,占成人恶性肿瘤的2%～3%。小儿患者中以肾母细胞瘤最为常见。

　　肾癌的病因未明,其发病可能与遗传、吸烟、肥胖、高血压及抗高血压治疗等相关,但这些相关因素与肾癌的发生并无必然因果关系。有2%～4%的肾肿瘤是遗传性的,即存在胚系的突变。胚系突变又称"生殖细胞突变",是来源于精子或卵子的突变,身体所有的细胞都带有突变,这种突变基本都遗传于父母。因此,遗传性肾癌患者往往发病时较年轻,双肾多发,有体内多器官肿瘤可能。绝大多数肾肿瘤为散发性肾癌,即非遗传因素引起的。

　　散发性肾癌的发生本质上也是一系列基因突变累积的结果。有些基因突变是有诱因的,如物理性的因素、化学因素或病毒等因素,有些是随机的、自发的。基因突变牵涉到各个层面,从染色体的重排引起的基因稳定性改变引起多个基因突变,到单个基因各种形式的突变,如最常见的点突变,再到表观遗传学的影响,基因突变在体内不可避免地会发生,但绝大多数突变又不会导致癌症。很多突变是无意义的,如同义突变,或导致细胞死亡,或被我们体内的各种修复机制,包括切除修复、错配修复、直接修复、重组修复、易错修复和SOS应急反应等予以及时修复。肿瘤一般不会是单个基因突变导致的,人体大约有25000个基因,其中很多基因在不同环节发生变异,如原癌基因突变激活与抑癌基因突变失活,排列组合累积,导致肿瘤。每个肾肿瘤的具体发生机制不尽相同,肿瘤生物学行为不同,临床表现不同,预后不同,治疗方案也不尽相同,这就是肿瘤的异质性。实际上,肿瘤内部也存在高度异质性,由于每次细胞分裂过程中都可能有基因突变发生,所以即便肿瘤最初源于某一个所谓肿瘤干细胞,最终不同肿瘤细胞之间仍可能存在高度异质性。此外,肿瘤细胞与微环境中的非肿瘤细胞、结蹄组织和细胞外基质等微环境的相互作用在肿瘤形成和进展中都起到非常重要的影响。

　　肾盂癌来源于肾盂或肾盏的尿路上皮,80%～90%为移行细胞癌。重要的致病因素是吸烟,此外,长期接触致癌性的化学物质、长期服用镇痛药物、大量饮用咖啡、应用环磷酰胺治疗、代谢性疾病、慢性感染以及结石反复刺激等都可能是致病因素。由于治疗方法存在不同,临床上一些不典型的肾盂癌和肾癌有时候需要鉴别诊断,人工智能结合影像组学或许有益于两者的诊断,进而可为后续的治疗方案提供依据,尤其是可为手术方式的选择提供依据。

肾母细胞瘤又称"肾混合瘤""胚胎瘤"或"Wilms瘤",是婴幼儿泌尿系最常见的恶性肿瘤,常见于15岁以下的儿童,尤以3~4岁儿童多见。肾母细胞瘤由没有发育分化成熟的肾脏细胞发展而来,这些细胞通常会在儿童3~4岁时发育成熟,但在少数儿童中,这些细胞的不正常增殖会导致这类疾病的发生。肾母细胞瘤的确切病因目前仍没有定论,大部分病例没有遗传性,少部分病例被证实与相关基因的突变有关系。

(二)临床表现

不同类型肾脏肿瘤的临床表现存在重叠,但也具备各自的特点。

1.肾血管平滑肌肉瘤

肾血管平滑肌肉瘤的临床症状多不明显,其临床表现与肿瘤的大小、部位以及有无破裂出血等有关。常见的症状体征包括腰痛、血尿、腹部肿块、肿瘤太大压迫消化系统导致的恶心呕吐及较大的错构瘤破裂出血导致休克等。结节性硬化症是一种常染色体显性遗传病,有家族性发病倾向,临床特点是神经系统损害症状、皮肤损害、视网膜晶状体瘤及其他脏器错构瘤等。

2.肾癌

肾癌患者的临床表现复杂且多变,大多由肾肿瘤本身导致,也有部分临床表现是由癌细胞分泌激素以及远处转移灶引起的。典型的"肾癌三联征"是血尿、疼痛和腹部肿块。除此之外,肾癌患者有时可出现全身伴随症状,如发热、贫血、高血压、红细胞增多症、红细胞沉降率增快、高钙血症、高血糖、肝功能异常等。肾癌可转移到其他脏器,如肺部、骨、肝脏、肾上腺、脑等,根据转移到的器官的不同,会出现相应的临床症状,如咳嗽、咯血、骨痛、骨折、恶心、呕吐等。通常,出现全身伴随症状的患者预后会更差。

3.肾盂癌

间歇性的无痛肉眼血尿是肾盂癌的典型临床症状,部分早期患者可通过反复尿检发现镜下血尿,其次为腰痛、肿块,腰痛可能与血块堵塞输尿管引起肾绞痛有关,肿块则可能是肾盂肿瘤堵塞肾盂引起肾脏积水所致。

4.肾母细胞肿瘤

肾母细胞肿瘤患儿以腹部肿块最为常见,通常为家长在给患儿洗澡或者更衣时发现,少数患者伴有血尿、腹痛、发热等症状。

以上均为各种类型肾脏肿瘤的典型症状,然而实际临床工作中遇到的患者症状通常都不典型,而且早期肾肿瘤患者往往是没有症状的。例如,肾癌典型的三联征,即血尿、疼痛和肿块,往往在肿瘤长到很大时才会出现。像血尿,要等到肾癌突破肾集合系统时才出现,如果我们按从早到晚将局部肿瘤分为4期的话,出现血尿说明已经进入第3期。疼痛,是在肿块较大,侵犯或压迫肾周围的神经,或者使得肾包膜张力增大时出现。而能在体表摸到肿块,需要肿块达到的体积更大。因此,出现肾癌典型的三联征,往往提示肿瘤已处于偏晚期。如果可以更早期发现、准确诊断和鉴别肾肿瘤,并进行有针对性的临床干预,可以大大提高患者的预后。因此,如何更精确诊断和鉴别早期肾肿瘤是研究者需要考虑的问题,医学人工智能或许可以给我们提供新思路。

随着影像学以及其他检测手段的普及,无症状肾肿瘤的发病率逐年增高,越来越多的肾肿瘤是通过健康查体早期诊断出来的。对于肾肿瘤,目前还没有通过抽血或者化验尿液就能检测出来的成熟肿瘤标志物。所谓肿瘤标志物,是指由肿瘤细胞特异性合成或释放的物质,或是人体在肿瘤的刺激下特异产生的物质,可以反映肿瘤发生、发展和监测肿瘤对治疗反应的一类物质。肿瘤标志物广泛存在于肿瘤患者的组织、体液和排泄物中,能通过免疫学、生物学及化学的方法进行识别检测。

二、疾病预防、诊断、治疗和康复

(一)预防

散发性肾癌的发病与吸烟、肥胖、长期透析、高血压及糖尿病的长期药物治疗等因素有关。因此,戒烟和减肥是重要的预防措施,也是社会层面科普的重点。长期透析、高血压及糖尿病等高危人群则应注意定期体检,做到早诊断、早治疗。复合维生素尤其是维生素 C 的补充也有利于肾癌的预防。遗传性肾癌的发病则与家族遗传有关,有相关家族史的人群需要规律查体以做到尽早发现和治疗,从而减少此类肾癌的危害。

肾盂癌的致病因素包括吸烟、长期接触化工产品、长期服用药物(如含马兜铃酸的中药、镇痛药和环磷酰胺)、过量使用咖啡和茶以及泌尿系统慢性炎症和梗阻等。因此,预防可从以下方面着手:①控烟戒烟;②加强高危职业的职业防护、改善职业环境及加强高危职业人群的体检;③减少相关药物使用;④避免茶和咖啡的过量饮用;⑤积极治疗泌尿系慢性炎症和梗阻。

可以通过以上措施预防肾肿瘤。养成良好健康的生活方式和定期体检是早期预防及发现肾脏肿瘤工作的重中之重。

(二)诊断

目前,影像学检查是诊断肾肿瘤的重要方法和依据。

1.超声检查

超声对于肾肿瘤检查的敏感性很高,是早期筛查肾脏肿瘤的首选影像学检查方法。在体检时可以发现很多没有临床症状的肾脏肿瘤。一般直径大于 1 cm 的肾肿瘤可以通过超声显示出来,分辨率更高的超声和经验丰富的超声医生能诊断出直径几个毫米的肾肿瘤,可很好地分辨肿物的囊实性,以及鉴别肾错构瘤和肾癌。肾错构瘤的典型超声表现为边缘清晰,后伴声影的高回声肿物。肾癌通常表现为中低回声肿块。肾盂肿瘤多呈中等偏低回声,边界可清或不清。在肾母细胞瘤的诊断中,超声可分辨肿物是否来自肾脏,以及是否具有囊实性。

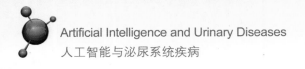

2.CT

CT 对于肾肿瘤的诊断和鉴别具有重要价值。因肾错构瘤含有大量的脂肪、血管和平滑肌,因此 CT 表现为低密度,CT 值为负。CT 可发现早期肾癌且可准确分期,肾癌在平扫中表现为密度不均匀,CT 值为低于肾脏正常组织的正值,强化 CT 中的对比更为明显,CT 血管造影和三维重建可以发现肾癌为多血管性的占位性病变。CT 可发现较大的肾盂肿瘤,表现为肾窦区肿块,肾窦区周围脂肪严重受压并发生分离、变薄或完全消失,且有助于肾盂癌和肾盂内阴性结石的鉴别。肾母细胞瘤表现为不均质性肿块,CT 有助于发现肿瘤内出血、坏死的囊性变以及钙化灶。

3.MRI

MRI 也是非常有效和可靠的诊断手段。肾错构瘤内的脂肪成分表现为 T_1 强信号、T_2 低信号。绝大数肾癌表现为 T_1 低信号、T_2 高信号,MRI 有助于明确有无肾静脉、下腔静脉癌栓和淋巴结转移。MRI 对于肾盂癌的诊断和分期有重要价值。

CT 或磁共振都是准确率很高的诊断方法,能诊断出直径大于 5 mm 的肾肿瘤,对良、恶性判断的准确率为 90% 左右。另外,尿常规有助于发现镜下血尿,尿脱落细胞学检查发现癌细胞可确诊肾盂癌。另外,静脉尿路造影和逆行尿路造影可发现肾盂内充盈缺损和变形,有助于肾盂肿瘤的诊断。

4.病理诊断

与其他类型的肿瘤一样,病理诊断是判断良、恶性最准确的方法。要想进行病理诊断,首先需要获取组织。手术切取肾肿瘤,然后做病理,这是判断良恶性的"金标准"。穿刺活检也是一种方式。但由于肾肿瘤穿刺活检所取得的组织量较少,存在一定概率的诊断不准确性,而且存在出血等风险。此外,大多数肾癌有完整包膜,穿刺活检破坏包膜完整性,有一定潜在的穿刺播撒风险。因此,应慎重选择肾肿瘤的穿刺活检。对于影像学非常典型的肾肿瘤,能进行手术处理的,不主张术前做肾穿刺。而对于年老体弱不耐受手术、晚期肾肿瘤选择非手术治疗或者选择消融治疗的患者,治疗前为了明确肿瘤性质,建议行穿刺活检。

(三)治疗

1.肾错构瘤

无症状的、直径不足 4 cm 的肿瘤可不进行处理,但要密切随访;有症状的、直径小于 4 cm 的肿瘤可行选择性肾动脉栓塞术;对于直径在 4 cm 以上的、有症状的错构瘤,优先考虑保留肾功能的治疗手段,如保肾手术或选择性肾动脉栓塞术;对于全肾侵占、肿瘤生长较快、恶变可能、破裂出血危及患者生命安全的情况,可选择行肾脏切除术;对于合并结节性硬化症、双肾肿瘤、肾功能严重不全或其他无法耐受手术情况的患者,可行选择性肾动脉栓塞术。

2.肾癌

对于局限性和局部进展性患者,优先选择根治性肾切除术,切除范围包括肾周筋膜、肾周脂肪、患肾、同侧肾上腺、肾门淋巴结以及髂血管分叉以上的输尿管部分;对于临床分期为Ⅰ期或Ⅱ期、肿瘤位于肾脏中或下部及术前 CT 显示肾上腺未见异常的患者,可行保留同侧肾上腺的肾根治性切除术;对于局限性肾癌患者,如技术上可行,对于临床分期为 T_{1a} 的肾癌患者(肿瘤最大径≤4cm且局限于肾脏)推荐选择保留肾单位的保肾手术,对于 T_{1b} (4 cm<肿瘤最大径≤7 cm且局限于肾脏内)甚至是 T_2 期(肿瘤最大径>7 cm且局限于肾脏内)且可以满足手术条件的肿瘤患者,也可以考虑此类手术方式;对于晚期肾肿瘤患者,如果身体条件允许,可以耐受手术,在行内科药物(如免疫治疗或分子靶向治疗)治疗的同时可行减瘤肾切除术,可能会给患者带来明显受益;对于存在动静脉瘘的患者,可考虑采用肾动脉栓塞术来创造手术机会。对于晚期肾癌肿瘤患者,也可采用肾动脉栓塞术来行姑息性治疗,以缓解临床症状,提高患者生活质量。

3.肾盂肿瘤

优先选择在腹腔镜下或者开放手术行患肾、全程输尿管、膀胱输尿管开口处膀胱壁袖套状切除术;孤立肾患者可考虑行保留肾脏的肾输尿管手术;术后应使用化疗药物或生物制剂等行膀胱灌注预防复发。

4.肾母细胞瘤

对于肾母细胞瘤,采用手术、放疗、化疗综合治疗可取得较好疗效。通常采用经上腹横切口行肾切除术;特殊类型肾母细胞瘤,如孤立肾肾母细胞瘤、侵犯周围脏器、双侧肾肾母细胞瘤等可采用术前化疗;巨大肾母细胞瘤可采取术前放疗,肿瘤缩小后再行手术治疗;根据病理分期分型,可采用术后放化疗以降低复发率。

具体治疗方法的选择需要综合考虑患者的年龄、全身状况、肿瘤分期等因素,基于现有的循证知识,充分分析各种方法的利弊,根据患者个人意愿,做出最适合患者的治疗选择。以最常见的肾脏肿瘤肾癌为例,对于局限于肾内的早期肾癌,手术是大多数人的首选方法,但对年老体弱的小肾癌患者,如果不耐受手术或不愿意手术,冷冻消融、射频消融甚至单纯的积极观察,也都是可供患者考虑的合理选择。对于有转移的晚期肾癌,是否做减瘤手术目前是依据 IMDC 危险分层做出选择,但这种方法还存在着很大的局限性,需要研究出更精准的治疗方案。对于有转移的晚期肾癌,除了减瘤手术,还需要结合综合治疗。大多数肾癌对传统的放、化疗并不敏感,只在少数情况下采用,如对于肾癌颅脑转移灶、骨转移灶,可以通过放疗缓解症状,对肾脏集合管癌和髓样癌,可以考虑化疗。应用免疫检查点抑制剂的免疫治疗、酪氨酸激酶抑制剂的靶向治疗及其之间的联合治疗,是现阶段转移性肾癌最主要的治疗方法。

早期肾脏肿瘤的手术包括保肾的肾部分切除术和根治性肾切除。如果术前能诊断或高度怀疑是良性的肾肿瘤,要尽一切可能保肾。对于解剖学或功能性孤立肾肾肿瘤,也要尽一切可能保肾。对于一些容易损伤肾的基础疾病,如高血压、糖尿病,也要尽可能保肾。而对于体积比较小的肾肿瘤,如直径小于 7 cm 的,能保肾也尽量去保肾。

肾脏肿瘤手术治疗包括微创手术和开放手术,现有的证据表明,两者的效果没有明显差异。微创手术具有手术出血更少、患者舒适度更高、恢复更快等优势,其中腹腔镜手术是目前普及度最高的一种微创方法。腹腔镜手术是相关学科融合的结果,因为其具有微创的优势,加上外科医生手术技术不断娴熟,传统的开放手术已经被其基本替代。

肾脏肿瘤腹腔镜手术包括经腹腔和经后腹腔手术路径。首先,在患者腹部或腰部切

1 cm 以内的小切口,根据手术需要插入 3～5 个不等的腹腔镜工作通道"Trocar"(套管针),其中一个通道放置配有摄像头的腹腔镜,腹内画面可实时传输到外置屏幕上,其余通道放置腹腔镜专用的特制加长的手术器械进行手术操作,完成与开放手术一样的手术步骤,达到相同的手术效果。

在传统腹腔镜基础上,3D 腹腔镜系统是微创外科领域的又一进步,是医工结合的又一成功案例。相对于传统腹腔镜下的 2D 平面视野,3D 腹腔镜可以为外科医生提供更加清晰真实且立体的手术视野图像,外科手术中需要佩戴 3D 眼镜,配合使用专门的 3D 腹腔镜系统,可以在术中获得更加立体、有空间纵深感的手术视野,在处理肾蒂血管时具备明显的优势,可以大大增加肾脏肿瘤手术的安全。

除此之外,世界最前沿的机器人手术也逐渐应用于肾脏肿瘤的微创手术治疗。机器人手术系统是集多项现代高科技手段于一体的综合体,也是多学科多领域前沿科技的结合体,可实现外科医生远离手术台操纵机器手臂进行手术,甚至是远程进行异地手术操作,完全不同于传统的手术概念,是世界微创外科领域里程碑式的手术工具。机器人手术相对于腹腔镜手术而言,具备操作更加精准、仔细,视野更加清晰等特点,在处理较复杂的肾癌根治性切除术和特殊部位较复杂的保肾手术上有较大优势。

(四)康复

肾癌未能手术者预后较差,3 年和 5 年生存率不足 5％和 2％。根治性手术后的 5 年生存率则有极其明显的改善,因此手术治疗是肾癌治疗中最重要的治疗方式。手术切除也是肾盂癌最主要的治疗方式。

肾肿瘤患者术后康复对于患者的预后十分重要:①患者在完成手术治疗后,应该积极、量力而行地参加一些运动锻炼,这不但可以促进术后身体机能的尽快恢复,减少术后并发症的发生,而且还可以提高身体免疫力,从而降低肿瘤的复发率,改善患者预后。②积极纠正不良生活习惯,如抽烟、喝酒等;养成良好的生活习惯,如保证充足睡眠,合理膳食,补充足量的维生素,规律体检等。③尽量远离和避免可能导致肾癌发生的因素,如减少化工产品的接触、增加职业防护、减少药物滥用等。

三、医工交叉应用的展望

有些肾肿瘤在临床和影像学表现上并不典型,如肾错构瘤和结节性硬化症、肾癌和肾盂癌等,这给鉴别诊断造成了困难,通过人工智能机器学习辅助术前鉴别有助于临床医生选择最合适的手术方式。

肾癌是发病率最高的肾脏肿瘤,肾癌的发生存在高度的异质性,所以未来理想的诊疗方法,既要"同中求异",把每一个肾癌看成和其他肾癌都不同的疾患,通过多组学检测、人工智能等方法提取每个肾癌独特的发病特征及机制,做到精准医学、个性化治疗;又要"异中求同",从治疗的角度,找到不同肾癌的相同点,通过人工智能机器学习等方法做到精准聚类、精准分层分类。

然而,传统的诊断手段在肾脏肿瘤的诊断和鉴别诊断上具有局限性,多学科交叉领域的合作可促进新的诊断手段产生,进而弥补传统诊断技术的不足,最终使广大患者受益。医学影像三维重建是医工融合之下的产物,是计算机图形学和图像处理技术在生物医学工程中的应用,主要通过 CT、MRI 等传统数字化成像设备获取信息、图像预处理、特定算法等步骤来实现人体信息在计算机上三维成像效果,在诊断医学、手术规划、模拟仿真、放疗方案确定等方面都有重要应用(见图 5-1)。相对于 CT、MRI 等传统二维图像,三维成像更直观、更形象,使得医生可以更准确和详细地了解肾脏肿瘤的性质、与周围脏器之间的关系等,有助于肾肿瘤的诊断和鉴别诊断,也有助于手术方案的制定。

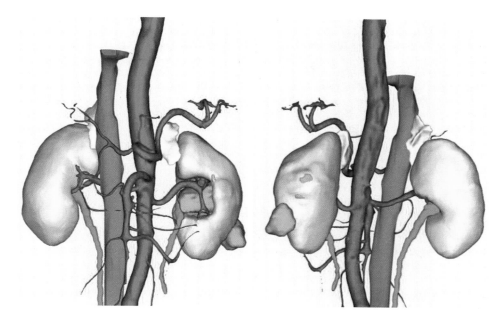

图 5-1 肾癌三维成像

亟需研发出便捷、准确的试剂盒来筛查早期肾肿瘤。肾肿瘤患者的血液与尿液,与非肾肿瘤患者可能会存在成分差异,包括循环肿瘤细胞、蛋白质、循环 DNA、microRNA、lncRNA 等。目前,有很多对组学数据深度分析的方法可挖掘肿瘤特异性的标志物,但均不够理想,需要借助人工智能等方法进一步挖掘,并借助生物医学工程技术手段去实现临床普及。

此外,目前的影像学方法对于鉴别诊断肾癌与肾脏嗜酸细胞瘤、乏脂肪成分的血管平滑肌脂肪瘤及一些罕见的肾肿瘤,往往会判断不准确,需要研发更多手段来提高准确率。卷积神经网络是提取图像特征非常有价值的一种人工智能方法。例如,本章开头的病例,肾癌有无伴肉瘤样分化,其治疗方案有所差异,但目前尚没有在术前通过影像学判断肾癌中有无伴肉瘤样分化的方法。通过人工智能方法比较大量的病理证实有和无肉瘤样分化肾癌的影像学资料,就可能获取肉瘤样分化影像学特征,从而在术前诊断出肾癌伴肉瘤样分化,进一步指导治疗。

除了手术,目前还有射频消融、冷冻消融、高强度聚焦超声等方法可用于肾癌治疗,

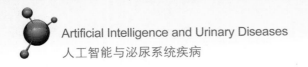
这些方法不适用于小肾癌患者,目前还不作为常规选择,需要引入更多的生物工程技术方法,更微创地治疗肾癌。在肾癌根治中,肾部分切除手术面临的最大问题是出血。目前,常规方法是短时间阻断肾血管,这样会面临肾的热缺血损伤和缺血再灌注损伤,如有生物医学的手段能够在不阻断肾血管甚至免缝合情况下行肾部分切除手术,将能更好地保护肾功能。

※ 拓展阅读 ※

腹腔镜肾癌手术有经腹腔和后腹腔两种途径,各有优劣。经腹腔途径的优点是建立气腹容易,肾脏暴露容易,操作空间大,分离肾脏时,邻近器官的解剖结构位置相对固定,解剖途径和分离入路相对有次序、层次分明。缺点在于操作过程中更容易损伤腹腔其余脏器,经腹腔镜手术时气腹压力、钳夹触碰周围脏器以及脏器间的粘连松解等操作均会对腹腔脏器产生干扰,术后胃肠功能恢复时间延长,术后肠道粘连、肠梗阻以及切口疝的发生率增加,以及易受既往腹部手术史限制和影响。相对地,经后腹膜途径则具备对腹腔脏器干扰小,其余脏器损伤可能性降低,术后胃肠道功能恢复快,引流液体局限,术后胃肠粘连、切口疝发生率低等特点。然而,经后腹腔镜手术路径因缺乏明显解剖结构,从而限制了其应用。

腹膜后间隙为一潜在间隙,如何扩大该间隙并在此空间局限的间隙内完成高难度的肾脏手术一直困扰着广大泌尿外科医生,这也是限制经后腹腔途径腹腔镜手术发展的重要因素。国内外医生对此进行了不断的尝试、探索和创新。腹膜后腹腔镜手术最初由 Bartel 于 1969 年提出。1973 年,Wittmoser 第一次在经过钝性分离和 CO_2 气性剥离后,应用微创性内镜入路进入腹膜后间隙进行腰交感神经切除术。1974 年,Somerkamp 使用腹膜后腔镜技术在没有使用气腹的情况下应用纵隔镜进行肾活检。1979 年,Wickham 使用类似方法进行第 1 例腹膜后腹腔镜中下端输尿管结石取出术。1982 年,Baynielsen 和 Schultz 用腹膜后内镜取出上段输尿管结石。Clayman 研究组于 1990 年进行第 1 例无气腹腹膜后腹腔镜下肾切除术。1992 年,印度孟买的 Gaur 医生发明 1 种腹膜后球囊扩张器扩张腹膜后间隙形成腹膜后腔再注入 CO_2 以维持空间使观察腹膜后结构更清楚并有足够的操作空间,由此出现"后腹腔"及"后腹腔镜"的外科学概念,腹膜后腹腔镜手术也开始广泛应用于临床。

但由于经后腹腔手术路径的解剖局限性,经腹腔手术路径仍作为欧美国家传统和主流的手术方式。随着后腹腔手术体系的不断发展和完善,其也在逐渐被国内外医生所认可和广泛应用。我国的泌尿外科先驱张旭院士在这方面做出了重大贡献。2000 年,张旭教授成功实施了中国第一例泌尿外科的腹腔镜手术——他创建了一整套与欧美国家完全不同的、以"后腹膜入路"为特色的泌尿外科腹腔镜技术体系。这套另辟蹊径的"后腹膜入路"技术体系,能最大程度减少对腹腔内脏器的干扰,从而减少相关并发症,彻底改变了我国泌尿外科传统手术模式。张旭教授率先探索的中国腹腔镜技术的起步,虽然比欧美国家晚了近10年,但开创了泌尿外科的一片新天地,堪称泌尿外科疾病治疗的一场革命。这一技术特色也赢得了国际微创泌尿外科学术界的认同。他设计完成的手术,被美国泌尿外科教科书作为主要技术内容引用。他的手术录像如同经典影片,成为同行反复观摩的"金标准"。不仅仅局限于经后腹膜的腹腔镜手术,张旭教授及团队结合前期积累的8000余例后腹膜入路手术经验,对后腹膜入路的机器人肾部分切除术进行了探索和实践,并于2013年完成了国内首例后腹腔机器人肾部分切除术。至今,张旭教授及团队已完成数百例经后腹膜入路机器人肾部分切除术,积累了大量的临床经验,建立了一套具有中国特色的机器人后腹腔镜手术体系。这项技术体系已在解放军总医院泌尿外科扎根,并成为该团队的常规技术方式,也是张旭教授及其团队的一大技术亮点。为此,张旭教授已多次受邀在国际会议上演示该手术,并得到了国际同道的广泛认可和赞誉。

参考文献

[1]赵玉沛,陈孝平.外科学[M].3版.北京:人民卫生出版社,2015.

[2]孙颖浩.中国泌尿外科和男科疾病诊断治疗指南[M].北京:科学出版社,2019.

（俞能旺　赵中伟）

第二节　膀胱尿路上皮癌

学习目的

1.了解膀胱尿路上皮癌的流行病学、病因、临床表现、诊断方法。

2.掌握膀胱尿路上皮癌的临床表现、诊断方法、治疗原则与康复。

3.学习人工智能、生物医学工程等医工融合交叉方法在膀胱尿路上皮癌诊疗中的应用。

案例

患者男性,64岁,因"膀胱肿瘤电切术后6年,复查膀胱镜发现膀胱肿瘤复发1周"入院。

现病史:患者6年前因膀胱癌于当地医院行经尿道膀胱肿瘤电切术治疗,术后病理结果显示高级别浸润性尿路上皮癌,侵犯固有层,未见明确肌层浸润;术后给予化疗药吉西他滨膀胱灌注治疗并规律复查;术后1年因复查膀胱镜发现膀胱癌复发,再次入院行

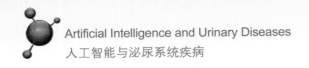

经尿道膀胱肿瘤电切术,术后病理结果显示高级别浸润性尿路上皮癌,侵犯固有层,未见明确肌层浸润;术后给予卡介苗膀胱灌注治疗,灌注期间患者膀胱刺激症状重,主要表现为血尿、尿频、急迫性尿失禁,患者规律膀胱灌注卡介苗 10 个月,因无法耐受不良反应而停药,未继续灌注其他药物治疗,密切随访 3 年未见膀胱肿瘤复发;患者遂改为每半年复查膀胱镜;1 周前膀胱镜检查显示,膀胱三角区、膀胱后壁、膀胱左侧壁多发片状小菜花样肿物;CT 检查显示膀胱左侧壁增厚、僵硬,考虑膀胱癌可能,遂住院治疗。

诊治经过:患者入院后完善相关辅助检查,排除手术禁忌,于 2021 年 4 月 4 日在全身麻醉下行经尿道膀胱肿瘤电切术,术后病理结果显示高级别浸润性尿路上皮癌,浸润固有肌层,伴发原位癌;与患者及家属沟通,告知可选治疗方案,患者及家属要求行膀胱全切治疗,考虑到达芬奇手术机械臂辅助腹腔镜手术在盆腔手术精细解剖、精细操作和膀胱重建等方面的优势,患者及家属要求行达芬奇手术机械臂辅助腹腔镜手术,遂于 2021 年 4 月 11 日在全身麻醉下行达芬奇手术机械臂辅助腹腔镜膀胱根治性切除＋回肠原位新膀胱术,手术顺利,术后 7 天出院。术后 3 个月复查,患者诉腹压协助排尿,容量约 300 mL,夜间每 2 小时排尿一次,无尿失禁;CT 检查显示胸部腹部无明显异常,盆腔原位新膀胱术后改变;尿流动力学检查显示:①高顺应性膀胱;②腹压协助排尿;③残余尿 30 mL。

思考题

哪些医工交叉的方法可以提高膀胱肿瘤术前诊断的敏感度和准确度?

案例解析

一、疾病概述

(一)流行病学

膀胱癌是一种全球性疾病,是世界上常见的癌症之一,在男性发病率中排名第七,如果考虑女性发病率,膀胱癌则降至第十位以后。虽然欧洲和北美的发病率最高,但超过 60% 的膀胱癌发病和近一半的膀胱癌死亡发生在发展中国家。男性全球年龄标准化发病率(每10 万人/年)为 9.0,女性为 2.2。欧盟年龄标准化发病率男性为 19.1,女性为 4.0。在欧洲,比利时报告的年龄标准化发病率最高(男性 31、女性 6.2),芬兰最低(男性 18.1、女性 4.3)。由于风险因素、检测和诊断方法以及治疗方法的不同,各国的膀胱癌发病率和死亡率各不相同。然而,这些差异有一部分是由于研究中使用的不同方法和数据收集的质量等造成的。根据 Globocan 2020 年全球数据,膀胱癌新发病例位居癌症新发病例第 10 位,死亡病例位居癌症死亡病例第 13 位;男性发病率升至第 4 位,死亡率升至第 8 位;2020 年我国新发膀胱癌 8.57 万例,死亡 3.94 万例。

(二)发生部位

尿路上皮癌发生部位不仅局限于膀胱,还可以发生在肾盂、输尿管与尿道。其中,膀胱癌占 90%。初诊患者中,约 75% 为非肌层浸润性膀胱癌(non-muscle-invasive bladder cancer,NMIBC),10%～15%的膀胱癌患者确诊时已发生转移。

(三)病因和发病机制

膀胱是一个经常与环境接触的器官,因此对环境致癌物和炎症很敏感。芳香胺(如β-萘胺、4-氨基联苯和联苯胺)被认为是致癌物介导的膀胱癌的中心致癌物。吸烟和长期接触工业化学产品是两种最常见的致病危险因素。烟草烟雾富含芳香胺,当这些胺发生羟基化时,会导致 DNA 吸附和损伤。

1.吸烟

烟草是已知膀胱癌的主要病因,占所有尿路上皮癌病因的 30%～40%。据统计,全世界目前有超过 10 亿吸烟者,吸烟者患膀胱癌的风险增加 2～3 倍,大约 20%的膀胱癌患者在确诊时是吸烟者。芳香胺是烟草烟雾中导致癌症的主要致癌物;并且,持续吸烟会增加第二次原发性癌症风险以及其他与吸烟相关的疾病的风险。相关研究表明,戒烟可以降低尿路上皮癌的形成风险,戒烟 1～3 年吸烟者的相对风险为 2.6,而戒烟超过 15 年吸烟者的相对风险为 1.1。鼓励人们戒烟将促进膀胱癌在男性和女性中的发病率同等下降。

2.职业接触工业化学品

在相关研究系列中,与工作有关的病例占所有膀胱癌病例的 20%～25%,从事直接与化学品和燃料打交道的职业具有非常大的患病风险。使用芳香胺的高危职业包括烟草、燃料从业者及橡胶工人、理发师、油漆工和皮革工人;使用多环芳烃的人也面临风险,包括烟囱清洁工、护士、服务员、石油工人和海员等。职业性接触致癌芳香胺的患病风险在十年或更长时间后显著增加;平均潜伏期通常超过 30 年。

此外,与膀胱癌相关的病因还有很多,如代谢异常、长期饮用咖啡、服镇痛剂(非那西丁)、膀胱结石、膀胱血吸虫病、反复尿路感染以及遗传等,妇科恶性肿瘤行放疗患者发生膀胱癌的风险亦显著增加。

(四)病理类型

90%以上的膀胱癌是尿路上皮癌,其他类型还有鳞癌、腺癌、小细胞癌、未分化癌等。

(五)临床表现

发病年龄多为 50～70 岁,男女比例约为 4:1。

(1)血尿:最常见的症状,85%的患者表现为间歇性无痛全程肉眼血尿。

(2)尿路刺激征:尿频、尿急、尿痛,多为晚期表现,常为肿瘤坏死、溃疡或并发感染所致。

(3)梗阻症状:三角区及膀胱颈部肿瘤可造成膀胱出口梗阻,导致排尿困难和尿潴留。

(4)全身症状:侵及输尿管可致肾积水、肾功能不全,广泛浸润盆腔或转移时,出现腰骶部疼痛、下肢水肿、贫血、体重下降等症状,骨转移时可出现骨痛。

二、疾病预防、诊断、治疗和康复

(一)预防

膀胱癌是泌尿系统常见的肿瘤之一,因此,预防膀胱癌具有十分重要的意义。要降

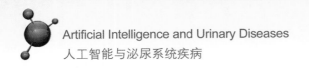

低发病风险,应避免接触致病因素,如吸烟者及早戒烟,长期接触工业化学品的职业人员应加强相应的保护措施,高危人群定期体检,行泌尿系 B 超、CT 检查等。

（二）诊断

1.尿脱落细胞学检查

尿液或膀胱冲洗液检查中,脱落癌细胞对高度恶性肿瘤有很高的敏感性,是高度恶性或 CIS 病例的有用指标。然而,细胞学标本的评估可能会受到细胞产量低、尿路感染、结石或膀胱内灌注的影响。

2.CT 及 MRI

CT 和 MRI 是常用的影像技术,不仅可以判断肿瘤浸润膀胱壁的深度,还可以了解淋巴结以及其他脏器的转移情况,对于评估手术方式以及治疗方案具有很好的指导意义。全身骨扫描可判断骨转移的情况。

3.膀胱镜检查

诊断膀胱癌的"金标准"是膀胱镜检查和活检。镜下可直接观察到肿瘤的大小、部位、形状以及数目等,并可进行活检以明确诊断。到目前为止,白光膀胱镜检查（WLC）仍然是诊断膀胱肿瘤的标准检查方法,可使泌尿外科医师切除所有可见肿瘤。虽然 WLC 对诊断大乳头状肿瘤有较高的敏感性和特异性,但对小乳头状肿瘤和 CIS 诊断的可靠性较差。近年来,光动力诊断（荧光膀胱镜）及窄带成像（in narrow-band imaging,NBI）技术的应用,使正常尿路上皮与血运丰富的肿瘤组织间的对比更为明显,一定程度上能够提高肿瘤的检出率。对于膀胱癌的初步诊断,影像学与尿脱落细胞学都无法替代膀胱镜检查;对膀胱癌患者进行经尿道膀胱电切术取得病理组织后,才能获得患者的病理分期。

4.其他

此外,荧光原位杂交（fluorescence in situ hybridization,FISH）和膀胱肿瘤抗原（bladder tumor antigen,BTA）试验及部分尿液膀胱癌标志物检查（分子分型、GATA2 甲基化、FGFR3 突变、二代高通量测序 TP53 突变等）对于膀胱癌的早期诊断具有很明显的意义。

（三）治疗

1.临床分期

TNM 分类是最广泛使用的对癌症扩散程度进行分类的方法,根据癌浸润膀胱壁的深度,膀胱癌的 TNM 分期如下:

（1）T（原发肿瘤）:①Tx:原发肿瘤无法评估。②T0:无原发肿瘤证据。③Ta:非浸润乳头状癌。④Tis:原位癌,草原式平铺生长,扁平肿瘤。⑤T1:浸润到结缔组织（固有层）。⑥T2a:浸润到肌层的浅层 1/2。⑦T2b:浸润到肌层的深层 1/2。⑧T3:浸润穿过膀胱肌层到膀胱外壁脂肪层。⑨T3a:显微镜观察/T3b:肉眼可见。⑩T3b:肉眼可见肿瘤侵犯膀胱周围组织（膀胱外肿块）。⑪T4:肿瘤侵犯以下任一器官或组织,包括前列腺、精囊、子宫、阴道、盆壁和腹壁。⑫T4a:侵袭到周围器官,如前列腺、精囊、子宫、阴道。⑬T4b:侵袭到盆壁、腹壁。

其中,非肌层浸润性膀胱癌为 Tis、Ta 和 T1 期;肌层浸润性膀胱癌为 T2 期及以上。

(2)N(区域淋巴结):①Nx:区域淋巴结无法评估。②N0:无区域淋巴结转移。③N1:真骨盆区单处骨盆淋巴结转移。④N2:真骨盆区多处骨盆淋巴结转移。⑤N3:髂总淋巴结转移。

(3)M(远处转移):①Mx:远处转移无法评估。②M0:无远处转移。③M1a:超过髂总淋巴结之外的远处淋巴结转移。④M1b:非淋巴结远处转移。

非肌层浸润性膀胱癌(NMIBC)危险度分层、膀胱尿路上皮癌病理分级见表 5-1、表 5-2。

表 5-1 NMIBC 危险度分层

危险度	条件
低危	符合以下全部条件:原发、单发、Ta、G1(低级别)、直径<3 cm,没有 CIS
中危	不符合低危和高危 NMIBC 条件
高危	符合以下其中一项条件:T1 期肿瘤、G3(高级别)肿瘤、CIS,同时符合:多发、复发和直径>3 cm 的 Ta 低级别(G1-2)肿瘤

表 5-2 膀胱尿路上皮癌病理分级

分级依据	分级
根据 WHO 1973 分级法	Grade 1:分化良好 Grade 2:中度分化 Grade 3:分化不良
根据 WHO 2004 分级法	低度恶性潜能:PUNLMP 低级别(LG):分化良好,侵袭性低 高级别(HG):分化不良,侵袭性高

2.治疗方案

本病以手术治疗为主。根据肿瘤的分期、分级以及患者的全身情况决定治疗方案。对于无法耐受手术或不愿接受根治性膀胱切除术的患者,可行放、化疗。

(1)非肌层浸润性膀胱癌:经尿道膀胱肿瘤电切术(transurethral resection of bladder tumor,TUR-BT)是非肌层浸润性膀胱癌最常用的治疗手段,TUR-BT 规范取材尤为重要,应将肿瘤完全切除至正常肌层,使用切割电流、环状电极切除包括固有肌在内的肿瘤。部分高危患者还应在初次手术后的 4~6 周内行二次肿瘤电切手术。此外,目前有各种激光治疗非肌层浸润性膀胱癌的方法,具有整块取材、减少闭孔神经反射等副损伤的优势;但术后仍有复发以及进展为肌层浸润性膀胱癌的可能,术后应给予膀胱灌注化疗药物,如表柔比星、吡柔比星和吉西他滨等,也可灌注更有效的免疫治疗制剂卡介苗

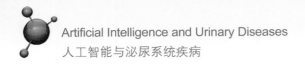

(BCG),可有效降低术后复发率,提高患者的生存质量。

(2)肌层浸润性膀胱癌:腹腔镜根治性膀胱切除＋盆腔淋巴结清扫术是目前最常用的治疗方案,能够显著提高患者的生活质量。男性患者还应切除前列腺、精囊,而女性患者还应切除子宫及双侧附件等,术中避免损伤直肠,术后行尿流改道,如输尿管皮肤造口术;条件许可者还可行尿道重建术,如原位新膀胱术。目前,还可在机器人辅助下行根治性膀胱切除术等新的手术方案。

(3)转移性膀胱癌:对于无法手术的转移性膀胱癌患者,以顺铂为基础的全身联合化疗是转移性尿路上皮性膀胱患者的标准治疗方案。一线全身化疗以顺铂为基础的 MVAC、HD-MVAC 和 GC 吉西他滨/顺铂等方案为主。中位生存期为 14 个月。当顺铂治疗为禁忌证时,卡铂则取代顺铂,其好处是耐受性提高,但代价是疗效降低。此外,近年来,PD1/PD-L1(免疫检查点抑制剂)在晚期膀胱尿路上皮癌治疗中凭借其不良反应小、治疗效果相对确切的治疗优势逐渐在临床实际中得到更多应用。随着精准靶向药物治疗时代的到来,细胞耦联单抗(ADC)及成纤维细胞生长因子受体抑制剂(FGFR 抑制剂)等在晚期尿路上皮癌中也已占有一席之地。图 5-2 所示为膀胱癌诊疗流程。

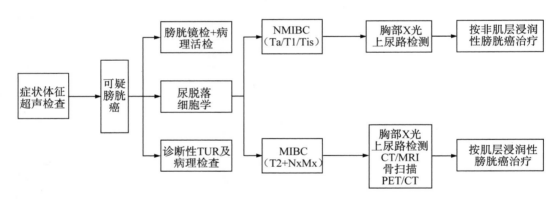

图 5-2　膀胱癌诊疗流程

(四)康复

对于 TRU-BT 术后患者,应规律给予膀胱灌注以预防肿瘤复发或进展,并且定期复查膀胱镜。而对于中高危非肌层浸润性膀胱癌患者而言,尽管行 BCG 规律膀胱灌注,但仍有相当一部分患者会出现肿瘤复发、进展,即 BCG 灌注失败或无应答的非肌层浸润性膀胱癌。临床中,对此类患者应当引起足够重视,详细随访计划表如图 5-3所示。

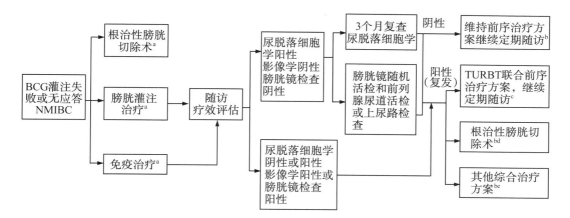

注：a 多学科治疗模式（MDT）筛选优势人群、制定治疗方案；b 定期随访评估，复发患者进入 MDT 流程制定后续方案；c 低级别癌复发；d 高级别癌或 T1 期及以上复发；e 转移。

图 5-3　膀胱癌患者随访计划表

总之，降低复发和预防进展是非肌层浸润性膀胱癌的治疗目标，而一旦进展至肌层浸润性膀胱癌，肿瘤的远期预后及患者的总生存期明显变差。

三、医工交叉应用的展望

（一）腹腔镜手术

1.简介

腹腔镜手术是一门外科广为流行的微创手术方法，也是未来手术方法发展的必然趋势之一。

腹腔镜到底是什么呢？专家介绍，它是一种带有微型摄像头的器械。腹腔镜手术就是利用腹腔镜及其相关器械进行的手术：使用冷光源提供照明，将腹腔镜镜头（直径为 3~10 mm）插入腹腔内，运用数字摄像技术使腹腔镜镜头拍摄到的图像通过光导纤维传导至后级信号处理系统，并且实时显示在专用监视器上。然后，医生通过监视器屏幕上所显示患者器官不同角度的图像，对患者的病情进行分析判断，并运用特殊的腹腔镜器械进行手术。

腹腔镜是用于腹腔内检查和治疗的内窥镜，实质上是一种纤维光源内窥镜，包括腹腔镜、能源系统、光源系统、灌流系统和成像系统。在完全无痛情况下应用于外科患者，可直接清楚地观察患者腹腔内情况，了解致病因素，同时对异常情况做手术治疗。腹腔镜手术又被称为"锁孔"手术，运用腹腔镜系统技术，医生只需在患者实施手术部位的四周开几个"钥匙孔"式的小孔，无须开腹即可在电脑屏幕前直接观察患者体内情况，施行精确手术操作，手术过程仅需很短的时间。

随着工业制造技术的突飞猛进，相关学科的融合为开展新技术、新方法奠定了坚实的基础，加上医生越来越娴熟的操作，使得许多开放性手术已被腔内手术取而代之，大大

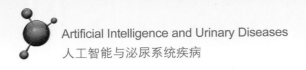

增加了手术选择机会。后腹腔镜手术的传统方法是在患者腰部做三个 1 cm 的小切口，各插入一个叫做"Trocar"的管道状工作通道，之后一切操作均通过这三个管道进行；再用特制的加长手术器械在电视监视下完成与开放手术同样的步骤，达到同样的手术效果。目前，在我国，相当多的医疗机构已将腹腔镜膀胱根治性切除术作为手术治疗肌层浸润性膀胱癌的标准术式。

2.发展历程

1910 年，Jacobaeus.H.C 首次应用套管穿刺针插入腹壁，通过套管将空气输入腹腔，然后放入膀胱镜进行检查。1944 年，法国的 Raoul Palmerjiang 将腹腔镜正式应用于妇科领域，在 1963 年出版了专著，系统地介绍了腹腔镜下一些比较简单的操作，如输卵管通气、通液术，简单的脏器粘连分离术，输卵管电凝绝育术，子宫内膜异位灶电凝、电灼术等。

进入 20 世纪 70 年代后，随着冷光源、玻璃纤维内窥镜的发明，德国医生 Kunt Semm 的人工气腹监护装置——自动气腹机问世。至此，腹腔镜手术轰轰烈烈地发展起来，因为它损伤小、无须剖腹手术，很快被医生和患者双方面接受。1980 年，美国的 Nezhat 医生开始使用电视腹腔镜进行手术，使手术术野清晰地展现在荧屏上，扩大了视野，许多医生可以同时看到手术过程，有利于技术的交流和研讨，也便于助手的配合和麻醉医生的协助。80 年代后期，德国的 Kurt Semm 教授发明创造了许多新的手术器械和技术，如镜下缝合器械，冲洗泵，各种钳、剪，组合粉碎器，切割器等。现在，镜下止血的手段多种多样，包括单极电凝、双极电凝、结扎套圈、内缝合技术、钛夹、吻合器等技术的进步使更复杂的手术得以在镜下完成，腔镜手术已成为当前的主流手术方式。

腹腔镜手术与传统手术相比，深受患者的欢迎，尤其是术后瘢痕小、符合美学要求，青年患者更乐意接受，微创手术是外科发展的总趋势和追求目标。一般来说，大部分普通外科的手术都能通过腹腔镜手术完成，如阑尾切除术，胃、十二指肠溃疡穿孔修补术，疝气修补术，结肠切除术，脾切除术，肾上腺切除术等，随着腹腔镜技术的日益完善和医生操作水平的提高，几乎所有的外科手术都能采用这种手术方式。

3.手术过程

腹腔镜手术多采用 3～5 孔操作法，经腹腔入路。通常，在腹部的不同部位做数个直径 5～10 mm 的小切口，其中一个孔开在人体的肚脐上，可避免在患者腹腔部位留下长条状的伤疤。通过这些小切口插入摄像镜头和各种特殊的手术器械，将插入腹腔内的摄像头所拍摄的腹腔内各种脏器的图像传输到电视屏幕上，外科医生通过观察图像，用各种手术器械在体外进行操作来完成手术。恢复后，仅在腹腔部位留有 1～3 个 0.5～1 cm 的线状疤痕，是创面小、痛苦小的手术，因此也有人称之为"钥匙孔"手术。腹腔镜手术的开展减轻了患者开刀的痛楚，同时使患者的恢复期缩短，并且相对降低了患者的支出费用，是近年来发展迅速的一个手术项目。

4.手术优点

(1)多角度"视察"，效果直观：腹腔镜可以在不牵动腹腔脏器的前提下从不同角度和方向检查，甚至可以看到一些很深的位置，达到直观检查的效果，无漏诊，无误诊。

(2)恢复快:腔镜手术在密闭的盆、腹腔内进行,可避免空气和空气中的尘埃、细菌对腹腔的刺激和污染。术中止血彻底,出血极少,手术结束前冲洗彻底,可保持腹腔清洁。内环境受到的干扰很小,患者受到的创伤远远小于开腹手术,术后很快恢复,可减少术后发生肠粘连或肠梗阻的可能。

(3)住院时间短:手术由专业医师操作,短时间即可完成,不影响正常生理功能,术后很快即可下床活动,不久便可恢复正常生活和工作。

(4)腹部美容效果好:传统手术疤呈长线状,影响外观,腔镜手术的腹壁戳孔小(3～10 mm 不等)、分散而隐蔽,愈合后不影响美观,几乎不留疤痕,特别适合女性美容需要。

(5)盆腔粘连少:微创技术,无须开刀,手术对盆腔干扰少,没有纱布和手对组织的接触,很少缝线或无须缝线。手术中充分冲洗盆腔,因此腔镜手术后患者盆腔粘连远远少于开腹手术。

(6)感染或脂肪液化少:戳孔发生感染或脂肪液化远比传统开刀的切口少。

(7)术后并发症减少:腹壁戳孔取代了腹壁切口,避免了腹壁肌肉、血管和相应神经的损伤,术后不会出现腹壁薄弱和腹壁切口疝,不会因为腹壁肌肉瘢痕化影响运动功能,不会因为腹壁神经被切断而引起相应皮肤麻木。

(8)减轻患者负担:手术为微创性,用药少、费用低、恢复快,患者能尽快出院,可减轻患者负担。

5.手术缺点

(1)腹腔镜设备相较于传统开放手术仍显昂贵,操作较复杂。对手术医师有技术要求,需要对医师进行腹腔镜外科再培训。

(2)术前难以估计手术时间,若遇特殊情况,需要在术中改为开腹手术。

(3)在特殊情况下,腹腔镜手术的手术危险增加。

6.手术禁忌证

(1)严重的心、肺、肝、肾功能不全。

(2)盆、腹腔巨大肿块:肿块上界超过脐孔水平或妊娠子宫大于 16 孕周,子宫肌瘤体积超过孕 4 月时,盆、腹腔可供手术操作的空间受限,肿块妨碍视野,建立气腹或穿刺均可能引起肿块破裂,此时往往以开放手术为更佳选择。

(3)腹部疝或横膈疝:人工气腹的压力可将腹腔内容物压入疝孔,引起腹部疝的嵌顿。腹腔内容物经横膈疝进入胸腔,可影响心肺功能。

(4)弥漫性腹膜炎伴肠梗阻:由于肠段明显扩张,气腹针或套管针穿刺时易造成肠穿孔的危险。

(5)缺乏经验的手术者。

(6)严重的盆腔粘连:多次手术如肠道手术、多发性子宫肌瘤剥出术等造成重要脏器或组织周围致密、广泛粘连,如输尿管、肠曲的粘连,在分离粘连过程中造成重要脏器或组织的损伤。

7.术后护理

腹腔镜的微创手术因为创伤小,患者腹部没有长长的手术瘢痕,符合美观的要求,由于又是微创性手术,疼痛大大减轻,而且由于没有开腹,对身体的生理干扰小,术后恢复快,患者术后当天就能自己起床活动,术后24～72小时即可出院,符合现代都市快节奏、高效率的生活要求,因而受到了广大患者的欢迎。微创手术术后通常应注意以下问题:①术后6小时内,应采取去枕平卧位,头侧向一边,以防呕吐物阻塞呼吸道。每过半小时应为患者翻身一次,按摩其腰和腿部,以促进血液循环。手术当日液体输完即可拔掉导尿管,鼓励患者下床活动。在术后1周内也要注意适量活动,这样有助于身体早日复原。手术1周后即可去掉腹部敷料,可淋浴并逐渐恢复正常活动。②因腹腔镜患者的住院天数较开放手术更短,所以患者返家后,一定要每天注意伤口有无红、肿、热、痛的现象,以防发生感染、发炎。不过,由于腹腔镜手术伤口小,术后伤口的发炎、感染相当少见。③术后6小时,应让患者进少量流质软食,如稀米汤、面汤等,不要给患者饮牛奶、豆奶粉等,以防出现肠胀气。术后第2天,患者可进半流质食物,如米粥、汤面条、蒸蛋糕等。④维持舒适的生活,并做适量的运动,有助于身体的康复。注意调整心理状态,保证充足睡眠。

腹腔镜手术仍是目前外科手术的主流方式,每一个医生都应该尽可能熟练地掌握腔镜手术的要点,精确切除病灶,缓解患者痛苦,提高患者生活质量。

（二）达芬奇机器人手术

1.介绍

达芬奇机器人手术系统以麻省理工学院研发的机器人外科手术技术为基础。Intuitive Surgical随后与国际商业机器公司(IBM)、麻省理工学院和Heartport公司联手对该系统进行了进一步开发。FDA已经批准将达芬奇机器人手术系统用于成人和儿童的普通外科、胸外科、泌尿外科、妇产科、头颈外科以及心脏手术。达芬奇机器人手术系统是一种高级机器人平台,其设计理念是通过使用微创的方法实施复杂的外科手术。

简单来说,达芬奇机器人就是高级的腹腔镜系统,现在流行的常用微创治疗手段有胸腔镜、腹腔镜、妇科腔镜等,而达芬奇机器人手术是新兴的技术,与传统的腔镜手术相比有着独特的优势,在使用达芬奇机器人进行手术操作时,同样也需要机械臂穿过胸部、腹壁。

2.组成

达芬奇机器人由三部分组成,即外科医生控制台、床旁机械臂系统、成像系统。

（1）外科医生控制台:主刀医生坐在控制台中,位于手术室无菌区之外,使用双手(通过控制两个主控制器)及脚(通过脚踏板)来控制器械和一个三维高清内窥镜。正如在立体目镜中看到的那样,手术器械尖端与外科医生的双手同步运动。

（2）床旁机械臂系统:床旁机械臂系统是外科手术机器人的操作部件,其主要功能是为器械臂和摄像臂提供支撑。助手医生在无菌区内的床旁机械臂系统旁工作,负责更换器械和内窥镜,协助主刀医生完成手术。为了确保患者安全,对于床旁机械臂系统的运动,助手医生比主刀医生具有更高的优先控制权。

（3）成像系统:成像系统内装有外科手术机器人的核心处理器及图像处理设备,在手术过程中位于无菌区外,可由巡回护士操作,并可放置各类辅助手术设备。外科手术机器人的内窥镜为高分辨率三维(3D)镜头,对手术视野具有 10 倍以上的放大倍数,能为主刀医生带来患者体腔内三维立体的高清影像,与普通腹腔镜手术相比更能使主刀医生把握操作距离,更能辨认解剖结构,提升手术精确度。

　　图 5-5 所示为达芬奇机器人手术机械臂布局及达芬奇机器人辅助腹腔镜膀胱根治性切除 Trocar 布局。

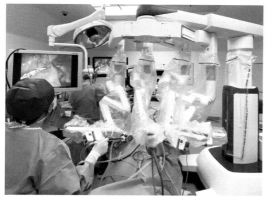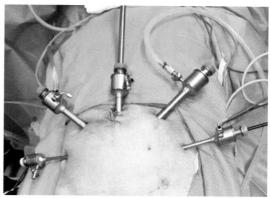

图 5-5　达芬奇机器人手术机械臂布局(左)及达芬奇机器人辅助腹腔镜膀胱根治性切除 Trocar 布局(右)

　　3.机器人手术发展历程

　　腹腔镜技术被越来越广泛地应用于泌尿外科手术,这一微创的手术方式适用于许多常规的泌尿外科手术,如肾切除、肾上腺切除、输尿管切开、膀胱肿瘤切除、前列腺肿瘤切除等。但由于泌尿系统解剖学上的特殊性,限制了腹腔镜技术的普及和推广,一些复杂的手术往往难以掌握,而且手术并发症发生率较高。目前,国内的诸多专家已经能很好地将手术机器人独特的深部操作和精细操作的技术优势广泛应用于各种泌尿外科手术,包括前列腺癌根治、肾切除、肾盂成形、全膀胱切除、输精管吻合、输尿管成形、活体供肾切取等。其中,前列腺癌根治术是最能体现其技术优势的手术,手术机器人提供宽阔视野和准确、灵活的控制能力,能够清楚呈现组织、器官的解剖构造和神经血管束的走行,精细的分离有利于淋巴结的清扫,准确的缝合保证了吻合的高质量,手术中精确保留前列腺侧筋膜有利于减少手术对患者性生活的影响,术后病理检查和随访都显示了良好的肿瘤切除效果。自 2000 年开展首例手术机器人前列腺癌根治性切除以来,该术式在国外得到迅速推广。目前,在北欧国家,一半以上的前列腺癌根治手术由手术机器人完成,而在美国,这一比例更是高达 90%,机器人手术已成为前列腺癌根治手术的"金标准"。

　　在盆腔内肿瘤(包括肌层浸润膀胱癌)的治疗中,大部分的盆腔手术需要在狭窄的盆腔内完成,手术操作的视野和空间都非常有限,这使腹腔镜器械的活动自由度受限,且操作的动作幅度不稳定,难以完成一些需要精细分离、缝合及清扫淋巴结的操作,限制了腹腔镜技术在复杂妇科手术中的应用。达芬奇手术机器人于 2005 年被美国 FDA 批准用于妇科微创手术,此后,该技术在盆腔手术中迅速普及。临床应用结果表明,手术机器人具有更高的精确性、更好的操控性,能在骨盆中完成精细的操作,有利于功能的重建和盆腔淋巴结清扫。该手术需要运用精确的分离技术进行韧带切断、输尿管游离、淋巴结清扫等，可以充分发挥手术机器人的技术优势，达到理想的手术效果。对于需要进行比较复杂缝合技术的手术，如各种手术入路的前列腺癌根治性切除术及膀胱根治性切除＋腔内原位新膀胱术，运用手术机器人灵巧的手术臂高质量完成缝合有助于减少术后并发症的发生。此外，心胸外科、普通外科等也已经熟练地开展了大量达芬奇机器人手术，手术机器人最早于1999年完成了首例冠状动脉旁路移植术，2003年起应用于各种心脏外科直视手术。它能在不破坏胸廓完整性的前提下，精准地完成手术操作，现已经可以熟练使用机器人完成的手术包括心脏外科的全腔内心脏搭桥、房间隔缺损修补等，胸外科的肺叶切除术、食管癌切除、胸腺切除术和食管失弛缓症的治疗等，普通外科的肝叶切除、复杂胆道重建、胃旁路减重、胃癌根治、根治性结直肠癌切除等。并且，临床应用表明手术机器人的手术安全性高，疗效明显好于开放式手术和胸腔镜手术。

4.操作技巧

主刀医生坐在操作台上操控机械手臂，由助手、器械护士以及巡回护士进行手术台上的相关操作。在建立穿刺器时需要注意穿刺器插入的深度，达芬奇穿刺器鞘外侧有三条黑线，中间为粗线，两端为细线，在穿刺时应注意腹腔，以看到一条细线且看不到黑线为宜。普通穿刺器的位置没有过多要求，多以助手便利和术者习惯为主，在建立达芬奇机器人手术穿刺通道时还要注意穿刺器与穿刺器之间的距离，其次还要注意穿刺器与术野最远端的距离，如果距离过大，器械的长度不足以达到操作的最远端，如果距离过近，则可能会出现器械手腕伸不出穿刺器的现象，也会对术野近端的操作造成影响。如需要使用超声刀，应注意超声刀的穿刺孔与其他穿刺孔相比，距离术野远端范围应近一些，因为超声刀的长度比达芬奇器械短。穿刺器建立完成之后，巡回护士将床旁机械臂十字镭射中心推至镜头孔上或距镜头空5 cm范围内，器械护士配合助手将镜头臂对接到镜头穿刺器上，对接完成之后将镜头插入镜头孔，注意将导线从镜头和器械臂之间的空隙穿过，防止使用器械臂时造成导线污染。对接好镜头后首先找到手术目标进行靶向，此时应注意提醒助手扶住套管针，因靶向进行时四个机械臂会以镜头穿刺器为中心转动，此时不扶住套管针会造成套管针被拔出而影响手术进程。靶向后依次将其他穿刺器与机械臂对接，对接之后注意每个机械臂之间的距离以及机械臂与患者之间的距离。放置器械时注意用镜头观察器械的尖端，防止因插入器械而造成腹腔内组织的损伤。在使用过程中，普通器械之间的互换或者再次插入镜头时应注意利用器械记忆功能，即每次插入时器械臂的按钮为绿色闪烁，此时直接将器械插入到上次拔出器械的位置，自动停止。但应注意，使用此功能的前提是拔出器械前器械钳口张开且器械手腕伸直，否则会出现器械位置偏移的情况。密切关注系统的工作状态，尤其是显示屏上的语言提示和各种机械臂上的信号灯，对于出现的问题，应能以最快的速度找出原因并排除。最后，由主刀医生控制机械臂在精细的操作下完成手术。

图5-6为达芬奇机器人辅助膀胱根治性切除术镜下视野示意图。

5.优势

（1）从患者角度出发,此手术具有如下优势:①手术操作更精确,与腹腔镜（二维视觉）相比,因三维视觉可放大 10～15 倍,使手术精确度大大增加,术后恢复快,愈合好。②曲线较腹腔镜短。③创伤更小,使微创手术指征更广;术后疼痛减少;住院时间缩短;失血量减少;术中的组织创伤和炎性反应导致的术后粘连减少;美容效果增加;更快投入工作。

（2）从医生角度出发,此手术

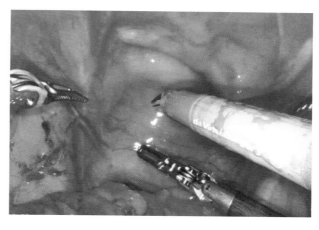

图 5-6 达芬奇机器人辅助膀胱根治性切除术
镜下视野示意图

的优势如下:达芬奇手术机器人增加视野角度;减少手部颤动,机器人"内腕"较腹腔镜更为灵活,能以不同角度在靶器官周围操作;达芬奇机器人较人手小,能够在有限狭窄空间工作;使术者在轻松工作环境工作,减少疲劳,精力更集中;减少参加手术人员数量。

手术机器人作为高端智能医疗设备的代表之一,正在不断改变传统的手术概念。凭借其精准化、微创化、简单化、低风险等无可比拟的技术优势,已被越来越多患者接受和认可,外科手术已经进入了智能化发展时代。而随着达芬奇手术机器人系统的面世以及技术的成熟,在机器人辅助下行根治性膀胱切除术的数量日趋增加,并且手术均得到顺利完成,术后无明显并发症和后遗症,这使未来的主流手术方式向前迈出了新的一步。

※ 拓展阅读 ※

对于区域中心医院或市级医院,腹腔镜膀胱全切技术已开展得越来越成熟。腹腔镜膀胱全切手术技术中最具挑战性的部分则在于术中肠道重建和尿流改道,大部分医学中心都是在体外经由一腹部小切口进行尿流改道。有多篇期刊论文报道,虽然在体外做肠道重建和尿流改道的手术时间相对于全腔镜下的手术时间为短,而且技术要求相对较低,但统计结果显示,在体外或在全腔镜下进行尿流改道和肠道重建的围手术期结果相似。因此,全腔镜下的膀胱全切,包括膀胱根治性切除、盆腔淋巴结清扫,以及尿流改道,将成为未来手术技术最理想的组合。

膀胱根治性切除术患者的不适及并发症主要源于对肠管的使用,原因主要是受肠管的生理特点的影响,如尿路重建中应用的肠管具有特殊的新陈代谢特点、分泌黏液的特点以及潜在的肿瘤发生等先天性缺陷。上述缺陷在肾功能不全患者中的表现更为显著。膀胱全切术多经腹腔进行操作,手术时间长、术中刺激、术后肠粘连或其他机械性因素等均可造成肠梗阻;而慢性肠梗阻多与膀胱全切＋回肠膀胱术后吻合口狭窄或粘连等因素有关;此外,吻合口瘘也是膀胱根治性切除＋回肠输出道的主要严重术后并发症之一,但相信随着科学技术的不断进步,将来由组织工程技术或用自身输尿管组织长期扩充而制造出来的新膀胱替代物可以消除对肠管代膀胱的需求。寻求完美的膀胱替代品将是未来研究的一个重点。

参考文献

[1]赵玉沛,陈孝平. 外科学[M]. 3 版. 北京:人民卫生出版社,2015.

[2]孙颖浩. 中国泌尿外科和男科疾病诊断治疗指南[M]. 北京:科学出版社,2019.

[3]BABJUK M,BURGER M. European Association of Urology Guidelines on non-muscle-invasive bladder cancer(Ta,T1,and carcinoma in situ)[J]. European Urology,2022 ,81(1):75-94.

[4]RAJ S,CHRISTOPHER T. Robot-assisted radical cystectomy versus open radical cystectomy:A meta-analysis of oncologic,perioperative,and complication-related outcomes[J]. Eur Urol Oncol,2019,2(4):443-447.

[5]MANI M,ALOK S. Laparoscopic and robot assisted radical prostatectomy:Establishment of a structured program and preliminary analysis of outcomes[J]. J Urol,2002,168(3):945-949.

(刘希高　张翔)

第三节　前列腺癌

学习目的

1.了解前列腺癌的流行病学及病因。

2.掌握前列腺癌的临床表现、诊断方法、治疗原则和预后。

3.学习人工智能、生物医学工程等医工融合方法在前列腺癌诊疗中的应用。

案例

患者男性,66 岁,既往体健,因"锁骨下淋巴结肿大及肩关节不适"于医院普外科就诊。行颈部 B 超,结果显示:左颈部及左侧锁骨上窝多发肿大淋巴结。肩关节 MR:左肱骨头信号异常并有软组织肿块,考虑恶性肿瘤。肿瘤标志物:CA-724 157.7 U/mL,前列腺特异性抗原(PSA)79.98 ng/mL。

普外科怀疑消化道肿瘤(胃癌),但胃镜及活检病理(一)。行 ^{18}F-FDG PET-CT 显像,结果提示:前列腺右外带区原发恶性病变伴多区域淋巴结及左侧肱骨头转移的可能性大,建议对前列腺病灶行穿刺活检(见图 5-7)。ECT 骨扫描提示:左侧肱骨上段恶性病变(见图 5-8)。前列腺 MRI 提示:前列腺异常信号,考虑前列腺癌侵犯前列腺包膜;盆腔多发淋巴结转移。行经直肠系统穿刺:(7/10)前列腺腺癌,Gleason 5+4。

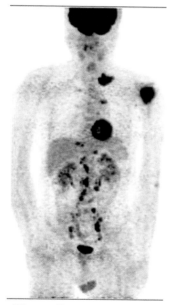

图 5-7　^{18}F-FDG PET-CT
　　　　显像结果

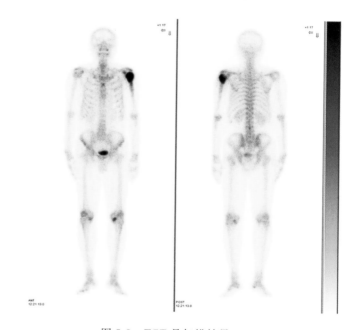

图 5-8　ECT 骨扫描结果

治疗过程:患者骨痛加重,转入骨科行左肱骨近端肿瘤切除+人工肱骨头假体置换术。术后病理:(肱骨)结合免疫组化,符合转移的高级别腺癌伴神经内分泌分化,结合临床病史,考虑为前列腺癌转移。给予 CAB 治疗(内分泌治疗+雄激素剥夺治疗+抗雄激素药物)30 天后,锁骨下肿大淋巴结减小;复查 PSA 为 1.25 ng/mL;CT 显示淋巴结缩小,部分肿大淋巴结消失。

应用 CAB 12 个月后,PSA 升高至 3.04 ng/mL,二次行 ^{18}F-FDG PET-CT,结果提示:原前列腺右外带区原发灶显示不清;原多区域淋巴结转移灶绝大部分消失,残存病灶(腹膜后大血管旁、左侧髂总血管旁及两侧盆壁)较前明显缩小、FDG 代谢水平明显减低(但仍有不同程度代谢活性)。开始应用阿比特龙,PSA 逐渐上升至 10 ng/mL。

给予患者多西他赛＋卡铂（DP）方案 4 周期后，因为 PSA 增加、水肿等不良反应，停用化疗。应用阿比特龙维持，PSA 继续升高至 14.8 ng/mL。随后应用阿比特龙＋奥拉帕利，症状明显改善。但 3 个月后疾病进展，PSA 升高至 47.4 ng/mL。复查 CT 见左侧肾上腺转移、腹膜后淋巴结转移。给予雄激素剥夺治疗＋左肾上腺区放疗＋紫杉醇脂质体＋卡瑞利珠单抗（抗 PD-1）＋贝伐珠单抗（抗血管生成）综合治疗，症状缓解明显，PSA 持续下降至 23 ng/mL。

思考题

哪些医工交叉的方法可以用于转移性前列腺癌的诊断和治疗？

案例解析

一、疾病概述

（一）发病率

前列腺癌是男性泌尿系统最常见的恶性肿瘤之一，约占所有肿瘤的 15%。其发病率居男性恶性肿瘤第二位，年发病例数约为 1400000，较 1990 年增加 3.2 倍，预计 2030 年将增加至 1700000。前列腺癌发病率具有显著地区差异，地区间差异最高达 30 倍，每 10 万人年龄标准化发病率最高的地区包括北美（184.23）、加勒比海地区（154.97）、澳大利亚（144.81），而东亚（13.99）和南亚（9.9）最低。

美国前列腺癌占非皮肤肿瘤的 27%，每 7 位男性中就有 1 位罹患前列腺癌（15.3%），而每 38 位男性中则有一位死于该病（2.6%）。我国前列腺癌的发病率远低于欧美国家。随着人口老龄化、人民生活水平的提高以及前列腺癌筛查的普及，近年来，前列腺癌的发病率呈现显著上升的趋势，由 2000 年的 1.70/10 万上升至 2011 年的 7.10/10 万，位居所有恶性肿瘤的第 6 位，男性恶性肿瘤的第 7 位。值得注意的是，我国前列腺癌发病率存在较大的城乡差异，特别是大城市的发病率更高，城市地区和农村地区的发病率分别为 10.06/10 万和 4.79/10 万。

（二）病因

前列腺癌的病因可能与种族、遗传、饮食、环境及性激素等有关。有家族史的发病率高，发病年龄也较轻。

种族的差异在前列腺癌中尤为突出，美国黑人的前列腺癌发病率比白人高 50%。世界范围内前列腺癌发病率以北美最高，南美和欧洲次之，东南亚最低。我国前列腺癌的发病率和死亡率都远低于欧美国家，与日本相近。但是侨居美国的华人和日本人前列腺癌的发病率高于居于本土的同胞。有报道称，侨居美国的日本人第二代、第三代前列腺癌的发病率和北美相近，说明除种族差异以外还有其他因素影响前列腺癌的发病。饮食结构和地理环境可能影响前列腺癌的发病率，高脂肪饮食并摄入大量红色肉类都可能增加前列腺癌的发病率。前列腺的生长发育依赖雄激素，如果没有雄激素，前列腺就不会发育或萎缩。前列腺癌绝大部分为雄激素依赖的肿瘤。已经患前列腺癌的患者切除睾丸可使癌细胞凋亡。

（三）临床表现

前列腺癌一般发展较慢，早期前列腺癌通常没有症状。以往，由于我国前列腺癌发病率低，医务人员和患者对前列腺癌的警惕性不如欧美国家，临床上发现的前列腺癌多为晚期，当肿瘤侵犯或阻塞尿道、膀胱颈时，则会发生类似下尿路梗阻或刺激症状，严重者可出现尿潴留、血尿、尿失禁。累及双侧输尿管开口可导致上尿路积水，出现肾功能不全等症状。骨转移时会引起骨髓疼痛、病理性骨折、贫血、脊髓压迫导致的肢体瘫痪等。

二、疾病预防、诊断、治疗、康复

（一）预防

目前，前列腺癌的发病危险因素包括年龄、种族及遗传因素，这些因素是无法改变的，被归类为内源性因素。外源性因素会影响从所谓的"潜伏性前列腺癌"到临床前列腺癌的进程，许多与前列腺癌相关的外源性危险因素还需要更深入的研究。饮食对于前列腺癌的作用是复杂的，并且现在还没有证据证明一种特定的食物可以改变患前列腺癌的风险，也不需要常规服用营养品来预防前列腺癌。

从癌前病变到发展为前列腺癌之间存在较长的潜伏期，相关的一些分子发病机制已被证实。因此，前列腺癌是化学预防的一个较好的靶向疾病。考虑到前列腺癌的发生率、疾病致死率、治疗的成本以及治疗的副作用，化学预防有望成为降低致死率和治疗成本的一种重要公共卫生方法。

前列腺癌预防试验（prostate cancer prevention trial，PCPT）和度他雄胺减少前列腺癌事件试验（reduction by dutasteride of prostate cancer events，REDUCE）研究表明，5α-还原酶抑制剂具有一定的化学预防作用，特别是对于高风险人群。

（二）诊断

直肠指检（digital rectal examination，DRE）联合血清 PSA 检查是目前公认的早期发现前列腺癌的最佳筛查方法。随着良性前列腺增生（benign prostatic hyperplasia，BPH）患者、健康查体人群中血清 PSA 检查的普及与前列腺癌筛查日益受到重视，越来越多的患者因血清 PSA 升高、肛门指诊异常而最终诊断为前列腺癌。临床上，大多数前列腺癌患者通过前列腺系统性穿刺活检取得组织病理学诊断得以确诊，也有一部分为临床前列腺增生术后标本组织学发现癌病灶，即偶发癌。

1.检查

（1）DRE：大多数前列腺癌起源于前列腺的外周带，通过 DRE 可以发现前列腺内不规则硬结，需注意良性前列腺增生（benign prostatic hyperplasia，BPH）、前列腺炎、肉芽肿及前列腺结核等都可能出现前列腺硬结，最终需要前列腺穿刺活检来确定。DRE 异常者阳性率约为 50%。

（2）血清 PSA 检查：PSA 是在前列腺腺体的腺泡和腺管上皮细胞内合成的一种组织特异性丝氨酸蛋白酶。由于正常前列腺导管系统周围的屏障作用，进入血液循环的 PSA 浓度很低。当患前列腺癌时，肿瘤细胞的异常增殖破坏了前列腺腺泡和导管腔与血液系统之间的屏障，血清中 PSA 水平大幅度升高。因此，血清 PSA 升高可作为前列腺癌诊断的重要参考依据。PSA 作为单一检测指标，与 DRE、经直肠前列腺超声（transrectal ultrasonography，TRUS）相比，具有更高的前列腺癌阳性诊断预测率。

血清 PSA 检查是目前前列腺癌最常用的血清标志物，还被广泛用于前列腺癌治疗的监测。血清 PSA 正常值为 0～4 ng/mL。PSA 具有前列腺器官特异性，但并非肿瘤特异性。BPH、急性前列腺炎、DRE、留置导尿管、射精、膀胱镜检查、尿滞留以及前列腺穿刺等均可引起 PSA 升高。

PSA 受年龄和前列腺大小等因素的影响，这构成了进行前列腺癌判定的灰区（PSA 4～10 ng/mL）。在这一灰区内，为提高前列腺癌诊断的特异性，应参考以下 PSA 衍生指标，包括 PSA 密度（PSA density，PSAD），PSA 速率（PSA velocity，PSAV）、游离 PSA 和总 PSA 比值（free PSA/total PSA，fPSA/tPSA）等。

（3）TRUS：在 TRUS 上，典型的前列腺癌征象是在外周带的低回声结节，而且通过超声可以初步判断肿瘤体积的大小，但 TRUS 对前列腺癌诊断特异性较低。目前，TRUS 的最主要作用是引导前列腺的系统性穿刺活检。

（4）MRI：MRI 检查是诊断前列腺癌及明确临床分期最主要的方法之一，主要依靠 T2 加权像和强化特征。前列腺癌的特征性表现是前列腺外周带 T2 加权像中有低信号病变，与正常高信号的外周带有明显差异；另外，肿瘤区域往往呈现早期强化的特点。前列腺 MRI 可显示前列腺癌外周包膜的完整性，判断是否侵犯前列腺周围脂肪组织、膀胱及精囊器官；预测包膜或包膜外侵犯的准确率达 70%～90%，预测有无精囊受侵犯的准确率达 90%；MRI 可显示盆腔淋巴结受侵犯情况及骨转移的病灶，对前列腺癌的临床分期具有重要的作用。

近几年，多参数 MRI（multiparametric magnetic resonance imaging，mpMRI）在分期和前列腺癌表征中的使用有所增加。mpMRI 指包括 T2 加权像之外的至少一个序列所取得的影像，如弥散加权成像（DWI）或动态增强（DCE）。在前列腺癌诊断和治疗的不同阶段，都可以应用 mpMRI。首先，mpMRI 有助于检测较大的低分化癌（即 Gleason 评分 ≥7/Gleason 分级分组 2 级及以上）。mpMRI 已被纳入磁共振-超声（MRI-TRUS）融合靶向活检方案，这种方案实现了用更少的活检针数穿刺诊断出更多高级别癌，同时，减少检出低级别和临床无意义癌。其次，mpMRI 可在包膜外是否受侵（T 分期）等方面提供帮助，在低风险患者中有较高的阴性预测值，结果可为保留性神经手术方面的决策提供信息。再次，mpMRI 在盆腔淋巴结评估方面与 CT 相当。最后，对于骨转移的检测，mpMRI 优于骨扫描和 CT。

磁共振波谱成像（magnetic resonance spectroscopy，MRS）是根据前列腺癌组织中枸橼酸盐、胆碱和肌酐的代谢与前列腺增生、正常组织中的差异呈现出不同的光谱线来反映机体内细胞的代谢变化，可弥补常规 MRI 的不足，对前列腺癌的早期诊断也具有一定的参考价值。

（5）PSMA-PET/CT：C-11 胆碱 PET-CT 已被用于检测和区分前列腺癌和良性组织。这项技术在生化复发再分期患者中的灵敏度和特异度分别为 85% 和 88%。C-11 胆碱 PET-CT 可能有助于检测这些患者的远处转移。

前列腺特异性膜抗原（prostate-specific membrane antigen，PSMA）在前列腺癌细胞表面特异性高表达，使其在前列腺癌分子影像学及靶向治疗领域具有极为重要的研究价值，特别是核素标记 PSMA 小分子抑制剂已在前列腺癌的分子影像学诊断方面显示出较好的临床应用前景。68Ga-PSMA PET-CT 显像对前列腺癌患者诊断的灵敏度为 86%，特异度为 86%；针对前列腺癌病灶的灵敏度为 80%，特异度为 97%。68Ga-PSMA PET-CT 对前列腺癌的诊断准确度远高于传统影像学检查，如磁共振、CT 及前列腺超声。

（6）骨扫描检查：骨扫描是目前评价前列腺癌骨转移最常用的方法。荟萃分析显示，骨扫描的敏感度和特异度分别为 79% 和 82%。骨扫描诊断的阳性率受 PSA、临床分期以及 Gleason 评分的影响很大，在 PSA 小于 10 ng/mL 的患者中，阳性率为 2.3%；PSA 10~20 ng/mL，阳性率为 5.3%；PSA 20~50 ng/mL，阳性率为 16.2%。局限性前列腺癌阳性率为 6.4%，局部晚期前列腺的阳性率为 49.5%。Gleason 评分 7 分患者的阳性率为 5.6%，而 Gleason 评分 8 分及以上患者的阳性率为 29.9%。当有骨痛症状时，无论 PSA、Gleason 评分以及临床分期为何种情况，都要进行骨扫描检查。

（7）前列腺穿刺活检：前列腺系统性穿刺活检不仅能给予前列腺癌明确的诊断，还能提供关于肿瘤病理分级和临床分期的重要信息，并指导制定相应的治疗方案。从盲目穿刺到肛诊引导，直至在影像设备引导下有目地穿刺活检，经直肠超声引导的前列腺穿刺活检已经成为公认的穿刺方法，显著提高了前列腺癌的早期检出率。经直肠超声引导的前列腺穿刺活检分为经直肠入路穿刺法和经会阴入路穿刺法。经直肠入路穿刺法的优点是操作简便，定位较准确，不用局部麻醉；其不足之处是需要肠道准备（包括灌肠），出现便血或潜在感染等并发症。经会阴入路穿刺法的优点是穿刺部位准确，能准确命中较小结节，无须肠道准备，并发症少；缺点是需局部麻醉，穿刺时间较长，需要一些特殊器械。采用何种方法取决于仪器配置条件和操作者的熟练程度。

前列腺穿刺活检指征：①直肠指检发现结节（任何 PSA 值）；B 超发现前列腺低回声结节或 MRI 发现异常信号（任何 PSA 值）。②PSA 大于 10 ng/mL。③PSA 4~10 ng/mL，f/tPSA、PSAD 或 PSAV 异常。

2.病理

95% 以上前列腺恶性肿瘤为腺癌，其他组织类型较为少见。前列腺非腺性恶性肿瘤主要包括尿路上皮癌、鳞状细胞癌、基底细胞癌、神经内分泌分化的恶性肿瘤、间叶恶性肿瘤、淋巴瘤以及其他类型混合性肿瘤。

前列腺癌最常发生于前列腺的外周带，占 75%，其他包括 20% 移行带和 5% 中央带。多数前列腺癌是多中心性的。前列腺癌的病理学分级，以 Gleason 分级系统应用最为普遍。Gleason 分级系统是根据腺体分化程度和肿瘤的生长形式来评估其恶性程度的，采用五级 10 分制的分法将肿瘤分成主要类型和次要类型，每个类型分为五级计 5 分，最后

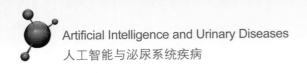

分级的评分为两者之和。

病理分级：①Gx：病理分级不能评价。②G1：分化良好（轻度异形）（Gleason 2～4）。③G2：分化中等（中度异形）（Gleason 5～6）。④G3～4：分化差或未分化（重度异形）（Gleason7～10）。

前列腺癌可经血行、淋巴扩散或直接侵及邻近器官，以血行转移至脊柱、骨盆为最常见。

前列腺上皮内瘤（prostatic intraepithelial neoplasia，PIN）指组织结构良好的前列腺腺泡或导管内被覆不典型细胞，这些细胞在形态学、组织化学、免疫组织化学和遗传学上具有某些癌的特征。PIN 被认为是浸润性前列腺癌的癌前病变。PIN 只能依靠组织病理学诊断，分为低级别和高级别两类，高级别 PIN 与前列腺癌密切相关。PIN 不引起 tPSA 及 fPSA 水平的明显升高，有区域性分布的倾向，在前列腺各区的发生率与前列腺癌在各区的发生率非常接近。

3.分期

前列腺癌 TNM 分期：1975 年 TNM 系统问世，2009 年美国癌症联合会（AJCC）和国际抗癌协会（UICC）对分期做了新的规定。

T 指原发肿瘤的有无：Tx 指原发肿瘤不能评估；T0 指没有原发肿瘤的证据；T1 指直肠指诊未触及、影像学未见，T1a 指组织学检查偶然发现肿瘤占比小于等于 5％，T1b 指组织学检查偶然发现肿瘤占比超过 5％，T1c 指血清 PSA 升高，穿刺活检发现癌；T2 指局限在前列腺内的肿瘤，T2a 指肿瘤侵犯前列腺的一叶的 1/2 或更少，T2b 指肿瘤侵犯前列腺一叶的 1/2 以上，但小于两叶，T2c 指肿瘤侵犯前列腺的两叶；T3 指肿瘤穿透前列腺包膜（注：侵犯前列腺尖部或前列腺包膜但未突破包膜的定为 T3，非 T2），T3a 指肿瘤侵犯前列腺包膜，T3b 指肿瘤侵犯精囊；T4 指肿瘤固定或侵犯精囊以外的其他邻近组织，如膀胱颈、尿道外括约肌、直肠、提肛肌以及盆壁。

N 指有无淋巴结转移：Nx 指无法评定区域淋巴结是否存在肿瘤转移；N0 指无局部淋巴结转移；N1 指区域淋巴结受累。

M 表示有无远处转移：Mx 指无法评估盆腔以外有无肿瘤远处转移；M0 指无远处转移；M1 指有远处转移，M1a 指非区域淋巴结受累，M1b 指骨转移，M1c 指其他远处器官受累。

前列腺癌患者确诊后就面临着如何治疗的问题，这取决于患者的肿瘤临床分期、活检标本的肿瘤分级、血清 PSA 水平、身体的健康状况、预期寿命以及所选择的治疗手段的潜在并发症。在治疗决策的过程中，前列腺癌的病理分期可以提供关键性的信息。但是，前列腺癌的最终病理分期信息必须等到标本进行完病理检测后才能获得。基于这种情况，有研究者就将与前列腺癌病理分期有关的多种指标综合起来，对病理分期进行预测，以选择正确的治疗方法。

4.前列腺癌危险因素分析

根据血清 PSA、Gleason 评分和临床分期将前列腺癌分为低、中、高危三个等级，以便指导治疗和判断预后（见表 5-3）。

表 5-3　血清 PSA、Gleason 评分和临床分期

	低危	中危	高危
PSA/(ng/mL)	<10	10～20	>20
Gleason 评分	≤6	7	≥8
临床分期	≤T2a	T2b	≥T2c

（三）治疗

1.一般治疗

前列腺癌的治疗方法很多,包括等待观察、根治性前列腺切除、内分泌治疗、外放射治疗、近距离照射治疗、试验性前列腺癌局部治疗、综合治疗等。具体治疗方案选择应根据患者的年龄、全身状况、PSA 水平、临床分期、Gleason 评分等因素决定。

（1）等待观察:指主动监测前列腺癌的进程,在出现肿瘤进展或临床症状明显时给予治疗。选择等待观察的前列腺癌患者多年龄较大、预期寿命短、可能为隐匿肿瘤、无明显临床症状、不接受积极治疗引起的不良反应。在早期局限性前列腺癌患者中,有相当一部分患者采取等待观察而不需要立即处理,因为这部分患者观察期间的长期生存率与同年龄的无前列腺癌人群的生存率基本相同。选择等待观察的患者必须充分知情,了解并接受肿瘤局部进展和转移的危险,并接受密切的随访。

（2）前列腺癌根治性手术治疗:根治性前列腺切除术(radical prostatectomy,RP)是治愈局限性前列腺癌最有效的方法之一,术式包括开放性经会阴、经耻骨后根治性前列腺切除术及腹腔镜根治性前列腺切除术和机器人辅助腹腔镜根治性前列腺切除术。手术切除范围包括完整的前列腺、双侧精囊和双侧输精管壶腹段和膀胱颈部。

腹腔镜根治性前列腺切除术以及机器人辅助的根治性前列腺切除术采取经耻骨后入路。从解剖角度上,耻骨后入路前列腺切除术立足于以下三个原则:控制阴茎背静脉丛的血管,营造无血手术野;充分暴露以及术中评估肿瘤的范围;保证手术切缘阴性同时合理而广泛地切除组织。

RP 适用于局限性前列腺癌,临床分期为 T1～T2c 的患者,对于 T3 期前列腺癌患者是否适用尚有争议。手术时机多选择在经直肠穿刺活检后 6～8 周,而接受经尿道前列腺切除术者应等待 12 周再行手术。手术主要并发症有术中严重出血、直肠损伤、术后阴茎勃起功能障碍、尿失禁、膀胱尿道吻合口狭窄等。术后对于 PSA 大于 20 ng/mL 或 Gleason 评分大于等于 8 分的高危患者可给其他辅助治疗。

（3）前列腺癌外放射治疗:外放射治疗(external beam radiotherapy,EBRT)具有疗效好、适应证广、并发症少等优点,适用于各期前列腺癌患者。EBRT 包括:①根治性放疗,是局限性前列腺癌患者的重要治疗手段之一;②辅助性外放射治疗,用于根治性前列腺切除术后精囊受侵、切缘阳性和术后 PSA 持续升高患者;③晚期或转移性前列腺癌患者的姑息性放疗,改善患者生存时间,提高生活质量。目前,临床上多采用三维适形放疗(three dimensional conformal radiotherapy,3D-CRT)和调强适形放疗(intensity modulated radiotherapy，IMRT）技术，以增加肿瘤局部的照射剂量及靶区的照射总量，提高前列腺癌局部控制率和无病生存率，同时最大限度地降低对周围正常组织如直肠和膀胱的照射剂量，降低并发症，是目前前列腺癌放疗的主流技术。外放射治疗的不良反应包括直肠刺激症状、腹泻、尿频、排尿困难等。

（4）前列腺癌近距离照射治疗：放射性粒子近距离照射治疗包括腔内照射、组织间照射等，是将放射源密封后直接放入被治疗的组织内或放入人体天然腔内进行照射，根据治疗时间长短不同分为短暂种植（temporary implant，TI）治疗［即高剂量率（＞95 Gy，HDR）］和永久种植（permanent implant，PI）治疗［即低剂量率（＜95 Gy，LDR）］。前列腺癌近距离照射治疗将放射性照射局限于前列腺内的癌肿的同时，对其周围正常放射毒性损害最小的优点。永久植入治疗常用碘-125和钯-103。

粒子植入治疗适用于低危组患者。对于中危和高危患者来说，一般不选粒子植入治疗，一是因为近距离放射剂量对于中危和高危患者剂量不足，二是由于耻骨弓的干扰使得肿瘤侵犯前列腺包膜外的前列腺周边（T3期）得不到充足的粒子。

（5）前列腺癌内分泌治疗：Huggins开拓性的研究开创了前列腺癌的现代激素治疗时代。在目前PSA时代，激素治疗可以使95％～99％患者的PSA水平下降。雄激素主要通过以下策略去除：抑制睾酮分泌，手术去势或药物去势（黄体生成素释放激素类似物，LHRH-A）；阻断雄激素与其受体的结合；应用抗雄激素药物竞争性阻断雄激素与前列腺细胞上的雄激素受体结合。其他策略包括抑制肾上腺来源雄激素的合成以及抑制睾酮转化为双氢睾酮等。内分泌治疗的方法包括去势（手术去势或药物去势，如黄体生成素释放LHRH-A）和抗雄（阻断雄激素与其受体的结合）治疗。内分泌治疗适应证包括：①转移前列腺癌，包括N1和M1期；②局限早期或局部进展前列腺癌，无法行根治性前列腺切除术或放射治疗；③根治性前列腺切除术或根治性放疗前的新辅助内分泌治疗；④配合放射治疗的辅助内分泌治疗；⑤治愈性治疗后局部复发，但无法再行局部治疗；⑥治愈性治疗后远处转移；⑦雄激素非依赖期的雄激素持续抑制。

（6）其他前列腺癌局部治疗方法：除根治性前列腺切除术、放射线外照射以及近距离照射等成熟的方法外，还包括前列腺癌的冷冻治疗、高能聚焦超声和组织内肿瘤射频消融等局部治疗，这些治疗方法对临床局限性前列腺癌的治疗效果还需要更多的长期临床研究来加以评估和提高。

2.去势抵抗性前列腺癌（castrate-resistant prostate cancer，CRPC）治疗

（1）CRPC的定义：经过初次持续雄激素去除治疗后病变复发、进展的前列腺癌，包括雄激素非依赖性前列腺癌（androgen independent prostate cancer，AIPC）和激素难治性前列腺癌（hormone-refractory prostate cancer，HRPC），此类前列腺癌统称CRPC。

内分泌治疗是目前晚期前列腺癌的主要治疗方法，大多数患者一开始接受去势（药物或手术）或联合雄激素阻断治疗均有效，但经过中位时间14～30个月后，几乎所有患者的病变都将逐渐发展为CRPC，中位生存时间小于20个月。有些患者对二线激素治疗仍有效，称为AIPC，而对二线激素治疗无效或二线激素治疗过程中病变继续发展则称为HRPC。

HRPC 定义(应同时具备以下①～④)：①血清睾酮达到去势水平(<50 ng/mL)；②连续 3 次间隔两周 PSA 递次升高，较基础值升高 50% 以上；③抗雄激素撤退治疗 4 周以上；④二线内分泌治疗期间 PSA 进展；⑤骨或软组织转移病变有进展。

(2)CRPC 的治疗：包括以下几种。

1)维持睾酮去势水平下进行，若患者血清睾酮未达到 50 ng/mL 以下，需持续药物去势治疗或行手术去势。AIPC 患者对二线内分泌治疗有效，二线内分泌治疗的方法包括加用抗雄激素药物、停用抗雄激素药物、抗雄激素药物互换、肾上腺雄激素抑制剂、低剂量雌激素药物的使用等。

2)CRPC 的化疗：以多西他赛为基础的化疗已成为此类患者的标准一线化疗方案，若不能耐受可选用其他化疗药物，如米托蒽醌、卡巴他赛(多西他赛与 p-糖蛋白具有高亲和力，而卡巴他赛与 p-糖蛋白的亲和力很低，因此，对多西他赛耐药后的肿瘤细胞仍有毒性作用)、阿比特龙(通过抑制雄激素合成中的关键酶-CYP17 而降低血液及肿瘤组织中雄激素水平，从而达到抑制前列腺癌细胞生长的作用)等。

3)免疫治疗：Sipuleucel-T 是第一种有效治疗 CRPC 的肿瘤疫苗，是体外经 PA-2024(由人类前列腺酸性磷酸酶和 GM-CSF 形成的重组融合蛋白)刺激产生的自体 DC 疫苗。

4)PARP 抑制剂：研究表明，25%～30% 的 CRPC 患者存在 DNA 修复基因缺陷(DNA-repair gene defects)。对于此类患者，PARP 抑制剂可以通过合成致死效应发挥抗肿瘤作用，成为前列腺癌精准治疗的全新疗法。PARP 抑制剂主要包括卢卡帕尼、奥拉帕利、尼拉帕利、氟唑帕利等。

5)CRPC 骨转移治疗：前列腺癌的典型特征是骨转移能力，超过 80% 的前列腺癌患者死于骨转移。大部分前列腺癌骨转移是成骨细胞转移。对于有骨转移的 CRPC，治疗目的主要是缓解骨痛，预防和降低骨相关事件的发生，改善生活质量，提高生存率，治疗方法主要包括双磷酸盐、地舒单抗、止痛药物、放射性核素内照射等。

总之，目前 CRPC 的标准治疗主要为二线内分泌治疗、化疗和双磷酸盐的联合应用，诸多处于探索中的生物靶向治疗及联合治疗有取得更好治疗效果的可能。

(四)康复

1.前列腺癌治愈性治疗后的随访

前列腺癌的治愈性治疗指根治性前列腺切除术和放射治疗，包括外照射或近距离照射治疗，或者这些治疗的联合应用。

治愈性治疗之后的随访：第一次随访主要检查与治疗相关的并发症，如有无尿失禁及性功能状态等。依据肿瘤或患者的特点对随访方法做出相应修改，如与高分化、局限在包膜内的前列腺癌患者相比，对于低分化、局部进展的肿瘤或切缘阳性的患者，随访应更加严密。

对于无症状患者的监测：前列腺癌有关的临床表现、血清 PSA 水平的检测或 DRE 为常规随访方法，在治疗前两年之内，随访应每 3 个月进行一次，两年后每 6 个月随访一次，五年后每年随访一次。必要时缩短随访间隔时间。

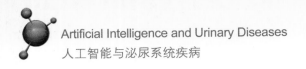

2.前列腺癌内分泌治疗后的随访

随访的目的在于根据疾病的不同阶段,明确进一步治疗的作用,以避免造成无用的检查及加重经济负担。如果疾病进展,应给予有效的治疗方案,因此必须明确严格的随访方案。

在内分泌治疗开始后,每3个月进行随访。对于 M0 期患者中治疗反应良好者,如症状改善,心理状态良好,治疗依从性好,PSA 小于 4 ng/mL,可每 6 个月随访一次。对于 M1 期患者中治疗反应良好者,如症状改善,心理状态良好,治疗依从性好,PSA 小于 4 ng/mL,可每 3~6 个月随访一次。疾病进展时,应缩短随访时间,因为此时停止抗雄激素治疗对患者有益。对于内分泌治疗抵抗的患者,若发生疾病进展或对标准治疗无反应,可行个体化随访方案。

三、医工交叉应用的展望

(一)人工智能多参数 MRI 在前列腺癌早期诊断中的应用

MRI 由于具有高空间性分辨率、优越的软组织对比度以及多层面能力,能对前列腺解剖进行精细的描绘,在临床上已作为最主要的无创性方法用于前列腺癌的早期诊断。尤其是 mpMRI,不仅能提供关于前列腺组织的解剖学特点,而且能更好地描绘其组织学特点,如前列腺的体积、细胞特性和血管特性等。有研究表明,使用 mpMRI 对老年男性进行筛查可使 27% 的患者避免不必要的前列腺穿刺活检,以及减少 5% 的无临床意义的前列腺癌的诊断,使用 mpMRI 指导经直肠前列腺穿刺活检较单纯的经直肠前列腺穿刺可提高约 18% 的前列腺癌诊断率。且有研究显示,T2WI 联合 DWI、DCE 诊断效能最高,是诊断前列腺癌的最佳组合序列。

虽然 mpMRI 是前列腺癌诊断和分期的重要工具,但却需要专门的放射科医生操作,是一项复杂且费时的工作,并且,放射科医生的经验对诊断的准确性有较大影响。随着计算机技术和影像学的发展,影像分析技术在肿瘤早期诊断中的应用越来越广泛。这为前列腺癌的早期诊断及诊断阳性率的提高提供了切实可行的措施。基于人工智能的计算机辅助诊断系统可对获得的大量数据进行定量整合,从不同的 MRI 序列中获取准确、可重复的信息,从而用于识别前列腺癌和对前列腺癌进行分期。基于 mpMRI 的多项研究已经表明,结合来自不同成像方式的不同特征可以增加计算机辅助诊断的性能,且有研究显示,结合前列腺 MRI 的 CAD 系统具有与有良好经验的放射科医生相似的诊断准确性。并且,计算机辅助诊断系统可以帮助医生更高效地对复杂的 mpMRI 数据进行分析,从而实现对前列腺癌的诊断。

同时,基于人工智能的计算机辅助诊断系统结合前列腺 mpMRI 还可以有许多其他应用。例如,结合肿瘤概率图的 CAD 系统可以帮助放射科医生准确定位外周带前列腺癌区域,可用于靶向活检局部治疗及积极随访。在前列腺癌的放射治疗中,基于前列腺 MRI 的 CAD 系统已被越来越多地用于划定前列腺肿瘤区域,从而调节放射剂量。有研究显示,基于人工智能的深度学习及 CAD 系统在其他疾病的诊治中也发挥着较大的作用,如视网膜疾病、甲状腺疾病的诊断等。

（二）基于磁共振图像的全息影像及术中导航技术在机器人根治性前列腺切除术中的应用

全息影像及术中导航是在临床应用的一项新的医学影像技术。在手术过程中,将全息影像与实时手术图像融合,根据全息影像器官拆分功能,借助器官、组织的全息影像寻找真实器官、组织;应用全息缩放功能,将全息器官、组织等比例与真实器官、组织融合;利用全息多角度旋转功能,同步追踪真实器官、组织;利用全息透明功能,可以窥见目标器官之下的层次及结构,寻找最佳手术路径。

全息影像构建出了膜部及前列腺部尿道,可显示盆膈、膜部尿道及前列腺尖部尿道与前列腺尖部的解剖关系,有助于术者做出预判,避免尖部癌组织残留。对于肿瘤病灶远离尖部的患者,可以解剖保留更长的前列腺部尿道,帮助改善术后尿控。精细解剖及切除前列腺尖部将减少对周围神经血管的损伤,很好地保护勃起功能。

目前,全息影像技术的缺陷之一是需要在术中人工调节图像角度、旋转程度、图像大小,以使投影与目标对应,实现体外配准。相信随着技术的进一步发展,在不久的将来会实现对目标的自动跟踪和配准。

（三）前列腺穿刺活检机器人

前列腺穿刺活检机器人是一套计算机进行扎针轨迹规划、机器人辅助操作的前列腺穿刺活检系统,可替代经验丰富的医生和技师在穿刺活检中的大部分工作,实现精确活检、提高工作效率、降低穿刺活检成本的目的。

前列腺穿刺活检机器人操作步骤:首先,通过超声仪器,获得前列腺组织的图像数据,输入计算机系统,经过软件的专家系统计算,生成靶点的位置数据,再通过路径规划,生成机器人末端进给以及活检针穿刺的最佳路径。然后,开始按生成的路径进给,穿刺到靶点之后停止运动,将电磁弹射装置通电,触发活检针的发射按钮,完成组织抽取再追针。最后,准备进行下一次的活组织检测。

该系统采用机器人作为穿刺针定位控制的主要手段,结合独立设计的扎针机构,在计算机控制下,使用机器人进行前列腺癌的穿刺活检。前列腺穿刺活检机器人与介入治疗专家相比,能更精确地以数字的方式操作,不但可以实现诊断过程的精确定位、高效率、自动化和信息化,还可以大大降低医生的劳动强度,同时还能避免专家因疲劳、情绪、疏忽等原因造成的失误。所以,开发和研制准确高效的前列腺穿刺活检机器人具有重要的现实意义和良好的应用前景。

※ 拓展阅读 ※

前列腺癌是男性泌尿系统最常见的恶性肿瘤之一,在欧美国家的发病率位居男性恶性肿瘤首位。近些年来,随着经济发展和生活方式的改变,我国男性前列腺癌的发病率逐年上升,严重威胁着中老年男性的身体健康。

手术是目前局限性前列腺癌的主要治疗方式,主要包括腹腔镜前列腺癌根治术和机器人辅助前列腺癌根治术。由于前列腺解剖位置位于盆腔深部,毗邻诸多重要器官和血管,导致在狭窄空间内完成分离止血、缝合打结和功能重建等各种外科操作难度较高,使得腹腔镜前列腺癌根治术一直是泌尿外科难度最高的手术之一,且术后并发症发生率也较高。达芬奇机器人技术的临床应用对于泌尿外科手术的发展具有里程碑式的意义,极大降低了手术难度。与传统的腹腔镜前列腺癌根治术相比,机器人辅助前列腺癌根治术的术中出血更少,术后更易在早期恢复控尿和勃起功能。

机器人辅助前列腺癌根治术的主要优势包括:①学习周期缩短,可减少医生的职业暴露风险;②3D 成像系统以及更清晰的图像显示;③缩短手术时间,术中出血明显减少;④患者术后恢复更快,能够在更短时间内恢复控尿和勃起功能;⑤在肿瘤控制(即切缘阳性率,术后肿瘤残留)方面可能也具有一定优势。

山东大学齐鲁医院泌尿外科团队在史本康主任的带领下,自 2020 年 10 月开启机器人手术时代,已完成机器人辅助系统下各类高难度Ⅳ级手术百余台,如膀胱根治性切除术、根治性肾切除＋下腔静脉瘤栓手术、复杂肾肿瘤保肾手术等。其中,完成前列腺癌根治性切除术数十台,有效缩短了前列腺癌根治术的手术时间,减少了患者的术中出血量,明显缩短了患者术后恢复时间。齐鲁医院泌尿外科团队力求用最先进的设备、最精湛的手术技术为每一位前列腺癌患者解除病痛,保驾护航。

参考文献

[1]孙颖浩.吴阶平泌尿外科学[M].北京:人民卫生出版社,2019.

[2]孙颖浩.中国泌尿外科和男科疾病诊断治疗指南[M].北京:科学出版社,2019.

(陈守臻　刘磊)

肾盂输尿管连接部梗阻

1.了解肾盂输尿管连接部梗阻分型。

2.熟悉肾盂输尿管连接部梗阻诊断。

3.了解肾盂输尿管连接部梗阻诊疗设备的原理与应用。

案例

患者女性,16岁,学生,因"左侧腰背部隐痛不适1年余"入院。

现病史:患者1年前无明显诱因出现左侧腰背部隐痛不适,遂就诊于当地医院,B超检查提示左肾积水,进一步CT检查显示左肾肾盂囊性低密度灶,扩大肾盂与囊肿待鉴别;左侧输尿管近端结石;右肾盂轻度积水。给予口服排石颗粒后,患者症状缓解。8个月前患者再次出现左侧腰背部隐痛不适,无肉眼血尿,无尿频、尿急、尿痛,无恶心、呕吐等不适,行B超检查提示肾盂积水,建议行双J管置入术,患者未予重视,后症状自行好转。10天前患者再次出现左侧腰背部不适,于当地医院行B超检查,结果显示左肾中度积水,右肾、右输尿管未见异常,给予抗生素治疗后症状好转。患者为求进一步诊疗就诊于我院,行膀胱镜检查及逆行造影,结果显示左肾盂输尿管连接部狭窄,遂以"肾盂输尿管连接部梗阻"收入院。

思考题

哪些医工交叉的进展明显改善了此类患者的诊疗方式?

案例解析

一、疾病概述

(一)定义

肾盂输尿管连接部梗阻(uretero-pelvic junction obstruction,UPJO)是导致先天性肾

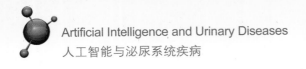
积水最常见的原因,通常指尿液从肾脏流入近端输尿管时出现梗阻的疾病。大多数病例在围产期经常规超声检查发现肾积水,但也有一些患者在儿童后期、成年后发现,表现为腹部不适、腹痛或呕吐。长期梗阻会造成肾盂内压增高、肾积水,进而导致肾功能损害。该病男性发病率高于女性,左侧发病高于右侧。该病的发病机制尚不明确。

(二)UPJO 分型

由于本病的发病机制尚不明确,通常根据肾盂输尿管连接部梗阻的原因将其分为腔内和腔外因素。

腔内因素包括功能性狭窄,结构性狭窄及输尿管瓣膜、肾盂输尿管连接异常等情况。输尿管管壁由多层组织构成,由内至外分别为移行上皮及固有层共同构成的黏膜层,平滑肌细胞规则排列构成肌层,最外侧为包绕肌层的外膜。功能性狭窄由输尿管发育不全导致,发育不全的输尿管平滑肌层不规则排列,进而影响病变节段输尿管的蠕动功能,从而使尿液排除受阻。输尿管黏膜层及平滑肌层异常增生,导致输尿管管腔局部结构性狭窄,甚至形成活瓣,从而导致肾盂输尿管连接部机械性梗阻,影响尿液排出。在胚胎学上,输尿管瓣膜可能是由于胎儿期输尿管皱褶的持续存在或加重形成的。肾盂输尿管连接部呈漏斗形,这是保证尿液从肾盂引流到较窄输尿管的关键。正常情况下,输尿管连接在肾盂的最低点。输尿管在高位斜行连接于扩张的肾盂为肾盂输尿管连接异常,其可能不是梗阻的根本原因,但在肾盂输尿管连接部梗阻的进展中具有重要作用。其他可能导致梗阻的腔内因素包括肾盂输尿管连接部位的肿瘤、结石、炎症或手术后的狭窄。

腔外因素主要包括异位血管压迫和纤维索带粘连。肾脏血供主要由肾门部的肾动脉所供应。此外,将不经过肾门而在肾上端、下端,肾门前、后方入肾的动脉称副肾动脉,亦称为异位血管(异位血管亦可为副肾静脉)。供应肾脏下极的异位血管可来源于肾动脉主干、主动脉、髂动脉,其通常横跨于输尿管前方,当异位血管压迫输尿管或输尿管呈钩状跨越副肾血管时,可使肾盂输尿管连接部成角,进而导致 UPJO 的发生。并非所有异位血管都会导致 UPJO,部分合并异位血管 UPJO 患者的梗阻部位与异位血管的位置并不相符。同样,肾盂输尿管连接部表面若存在纤维索带粘连或压迫亦会导致梗阻的发生。

二、疾病的预防、诊断、治疗和康复

(一)预防

目前,UPJO 病因尚不清楚,尚无确切预防措施。随着孕期超声的常规使用,近年来许多 UPJO 导致肾积水的病例在胎儿期就可诊断出来,加强孕期超声的检查可有效预防新生儿肾积水的发生。

(二)诊断

1.超声

肾盂输尿管连接部梗阻表现为梗阻以上的解剖结构扩张和梗阻以下的解剖结构显示不清,多个大小相似的肾盏扩张,与扩张的肾盂相通,在肾盂输尿管连接部突然变窄,同时肾实质变薄。孕期超声检查的应用增加了产前肾积水的检出率,表现为胎儿的集合系统扩张。通常测量肾盂的前后径,孕中期肾盂前后径大于等于 4 mm,孕后期肾盂前后径大于等于 7 mm 时考虑为产前肾积水。产前肾积水不一定是梗阻的标志,但是预示着肾脏功能发生改变和产后肾脏疾病的发生概率增加,存在产前肾积水的胎儿在出生后需要定期检查。

表 6-1　产前肾积水严重程度分期

积水程度	孕前期	孕后期
轻度	4 mm≤前后径<7 mm	7 mm≤前后径<9 mm
中度	7 mm≤前后径≤10 mm	9 mm≤前后径≤15 mm
重度	前后径>10 mm	前后径>15 mm

2.X 线检查

X 线检查包括排泄性尿路造影、逆行肾盂造影和顺行肾盂造影。X 线造影表现为肾影增大、肾盂肾脏扩张,输尿管显影直径正常。肾功能受损时,排泄性尿路造影可出现显影延迟。因此,对于排泄性尿路造影显示不清的患者,可以进行逆行肾盂造影检查,可清楚显示梗阻部位,但是会增加感染的风险(见图6-1)。若膀胱镜逆行插管不成功或者可能有危险,尤其是对于新生儿或婴儿,可放置经皮肾造瘘管,然后可以进行顺行造影检查判断梗阻的性质和部位。

3.计算机体层成像尿路造影(computer tomograph urography,CTU)

CTU 已经成为多种尿路疾病的首选检查方法,其不仅能够清楚显示尿路,还可以

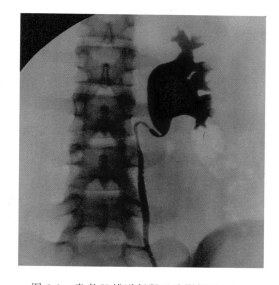

图 6-1　患者 X 线逆行肾盂造影提示 UPJO

直接观察邻近的结构。UPJO 的典型 CTU 影像学表现同 X 线造影一样,表现为肾盂和肾盏扩张,但输尿管没有扩张(见图6-2、图 6-3)。在 CTU 上可以看到外源性梗阻因素,如异位血管和局部的炎症等。目前,多层螺旋 CT 的扫描层厚可为 0.5 mm、1 mm,其扫描方位一般为横断层面,扫描后利用获得的容积数据通过计算机算法可进行影像学重建,进而得到冠状面、矢状面影像学结构甚至 3D 影像学结果,从而更好地显示肾盂输尿管形态。

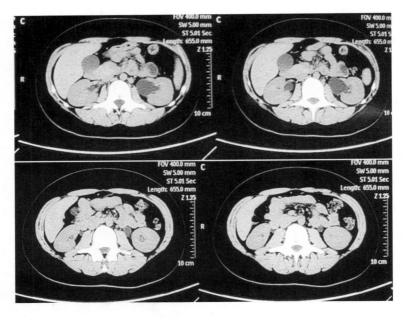

图 6-2　患者 CT 影像学结果提示 UPJO

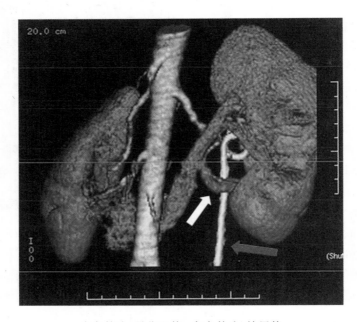

白色箭头:异位血管；灰色箭头:输尿管

图 6-3　计算机体层血管成像(CTA)后三维重建可显示异位血管与输尿管位置关系

4.MRI

近年来,MRI 技术发展迅速,传统上的核素扫描是评价肾脏功能的主要方法,但是空间分辨率低,只能提供相对的功能信息。肾脏功能显像技术包括增强 MR 肾脏造影和未增强的 MR 显像技术,包括弥散加权显像和血氧水平依赖显像,都能用于评价肾脏功能。

核磁共振尿路成像(magnetic resonance urograph,MRU)能同时提供解剖学和功能信息,可以对肾实质、集合系统、血管、膀胱和周围组织结构进行一站式检查。MRU 对软组织分辨率高,能够多层面三维成像,且没有放射性。另外,MRU 能够定量评价多种肾脏功能指标,包括通过时间、肾小球滤过率和分肾功能,MRU 是评价尿路梗阻的最全面的检查方法。肾盂输尿管连接部梗阻在 MRU 上表现为肾盂和肾盏扩张,而输尿管没有扩张,可以显示异位血管,功能性梗阻表现为没有造影剂排泄和排泄延缓。

5.核素扫描

核素扫描主要用于判断肾脏功能。^{99m}Tc-巯基乙酰三甘氨酸因具有较好的显像质量以及更好的放射剂量而得到了广泛应用。利尿肾图能够定量判断梗阻程度,帮助区分梗阻水平,患有肾盂输尿管连接部梗阻的肾脏表现为肾实质和肾盂中核素浓度增高、排泄延缓,输尿管核素排血不明显。

(三)治疗

肾盂输尿管连接部梗阻的治疗指征包括:①存在梗阻相关的临床症状;②肾脏总体功能受损和(或)同侧肾脏功能进行性减退;③患侧肾脏合并结石或感染;④继发性高血压。UPJO 的传统治疗是通过尿路重建手术解除梗阻,保护患者肾脏功能。大多数患者可从尿路重建手术中获益,传统的修复手术是离断式肾盂成形术,而随着技术的发展,腹腔镜及机器人肾盂成形术已经被越来越多的医师所采用,技术已经成熟,腔内治疗目前也成为一种可选方案。

1.肾盂成形手术

不论是开放手术、腹腔镜手术还是机器人辅助手术,其尿路重建的步骤并没有太大区别。肾盂成形手术基本步骤包括:①裁剪但暂不离断肾盂、输尿管;②离断肾盂,吻合后壁;③置入双J管,吻合前壁;④边裁剪多余肾盂边缝合,完毕。

开放手术一般以经腹途径为主,而腹腔镜肾盂输尿管连接部成形术可选择经腹膜后入路和经腹腔入路两种路径,二者各有利弊,可根据术者的习惯进行选择。腹膜后入路是国内泌尿外科医生最为熟悉的路径,也是绝大部分上尿路手术的常用路径,具有游离显露简单、直达目标的优势,但腹膜后空间相对狭小,在肾脏下水平进行操作时术者体感不佳,容易疲劳。经腹入路则需要游离结肠,易损伤肠管等腹腔脏器,但空间宽敞,解剖标志清晰,术者操作体位比较符合人体工程学,随着经腹腹腔镜手术和机器人辅助手术的广泛开展,使用范围越来越广。腹腔镜手术虽较开放手术创伤小、术后恢复快,但其亦存在技术上的限制,如二维视野、腹腔镜器械的可移动性受限及生理性震颤放大等。因此,随着科技水平发展,为补全腹腔镜手术的缺陷,腹腔镜手术辅助机器人于 20 世纪末、21 世纪初被研发出来,并已投入临床应用。

目前,主流的腹腔镜手术辅助机器人为 Da Vinci 机器人手术系统,由控制台、床旁机械臂系统、高清成像系统三部分组成。高清成像系统中的内窥镜为高分辨率三维镜头,对手术视野具有 10 倍以上的放大倍数,能为主刀医生带来患者体腔内三维立体高清影像,与普通腹腔镜手术相比,更能使主刀医生把握操作距离及辨认解剖结构,提升了手术精确度。床旁机械臂应用 Endo Wrist 技术,操作臂可进行 7 个方向自由运动、360°的旋

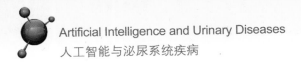
转,并配有震颤过滤装置及动作缩放比例技术,利于手术医师进行术中精细操作。手术时,外科医生可坐在远离手术台的控制台前,头靠在视野框上,双眼接受来自不同摄像机的完整图像,共同合成术野的三维立体图。医生双手控制操作杆,手部动作传达到机械臂的尖端,完成手术操作,从而增加操作的精确性和平稳性。目前,最先进的 Da Vinci SP 系统可实现单孔腹腔镜手术。

2.内镜下腔内手术

肾盂输尿管成形手术已经被证实对 UPJO 具有良好的治疗效果,它的成功率可以达到 95%。内镜下腔内手术作为一种更加微创的手术,亦被应用于 UPJO 的治疗。内镜治疗的优势包括缩短住院时间和术后恢复时间,但是它的成功率并不能达到肾盂输尿管成形手术的水平。肾盂输尿管成形手术可以应用于几乎所有的 UPJ 梗阻患者,而内镜治疗前医生则需要仔细考虑肾积水的程度、对侧肾功能、是否同时伴发结石以及是否存在异位血管,这些都可能影响手术成功率。UPJO 的肾盂输尿管成形手术治疗的基本原则主要是于内镜下全层切开梗阻的近端输尿管,然后放置一根内引流管。内镜下腔内手术的入路可选择经皮肾镜入路及经输尿管镜入路,对于合并肾结石的 UPJO 患者,选择经皮肾镜入路较输尿管入路有优势。对于 UPJO 的腔内手术,能否跨过梗阻部位为手术能否成功的关键。梗阻部位切开的方式亦有多种选择,包括冷刀、热刀、钬激光等。

由于异位血管可能影响腔内治疗方法的成功率,肾盂成形术更适合治疗伴有异位血管的肾盂输尿管连接部梗阻。对于再发性肾盂输尿管连接部梗阻,如腔内治疗失败,最好选择肾盂成形术,而对肾盂成形术后再狭窄的患者,建议采用腔内治疗,一般治疗结果较好,很少需要行肾脏切除术。肾脏切除术的指征包括受累肾脏功能严重减退或无功能,梗阻造成大量结石伴慢性感染,影像学检查证实对侧肾脏功能正常。

（四）康复

术后应用抗生素预防感染,术后 5 天左右拔除引流管,达芬奇机器人腹腔镜手术可有效降低吻合口漏相关手术并发症,术后 3 天即可拔除引流管,术后 7 天可拔除尿管,术后 4～6 周可于膀胱镜下拔除双 J 管,如果有漏尿,需要首先确认尿管是否堵塞及双 J 管是否移位,如果有双 J 管移位,需要用输尿管镜调整位置,保证尿液引流通畅。

在拔除双 J 管后需长期坚持随访,对于 UPJO 的术后随访,主要依靠患者的主观症状及 B 超检查来了解有无复发。但是,临床观察发现,相当多的患者即使再次出现梗阻,早期仍可能没有任何症状,因此必须强调术后客观指标随访的重要性。B 超检查可以初步了解手术前后肾积水的改善情况,若积水加重,则提示梗阻复发,对 UPJO 随访有一定价值,但 B 超不能了解分肾功能及排空情况,对肾积水的判断因人而异,带有一定的主观性。

利尿肾图作为一种无创的检查办法,是 UPJO 诊断、随访及术后评估最常用的手段,不但可以了解分肾功能,更重要的是,通过利尿肾图时间-活性曲线下降的情况,可鉴别肾盂张力性下降导致的假性梗阻及是否真正存在机械性梗阻。

随访时间从术后 4～6 周拔除双 J 管后开始计算,至随访期间发现失败终止,拔除双 J 管后 2～4 周行 B 超或利尿性肾图检查,以后每间隔 3、6、12 个月各做一次,然后每年一次，共计 2 年，若出现症状亦需检查。腔内肾盂切开术后至少随访 3 年。

治疗成功的标准为症状消失，肾积水减轻，肾功能好转或稳定在一定的水平，B 超、静脉尿路造影（intravenous urograph，IVU）或利尿肾图显示排空正常。

三、医工交叉应用的展望

（一）UPJO 的诊断

肾盂输尿管连接部梗阻的诊断有赖于超声、X 线、CTU、MRI、核素扫描等检查。

（二）UPJO 的治疗

对于肾盂输尿管连接部梗阻，根据患者情况可选择肾盂成形手术及内镜下腔内手术。肾盂成形手术随着科技进步逐渐由开刀手术发展为腹腔镜手术、机器人辅助的微创手术，刀口越来越小，手术越来越微创。内镜下腔内手术更是实现了经自然腔道的微创甚至是无创手术。然而，由于其自身的局限性，内镜下腔内手术适用范围小于肾盂成形手术。但是，随着科技的进步与创新，更加精细的操作臂及摄像机监控系统将被研发，届时，内镜下腔内手术或将成为 UPJO 患者的首选治疗方案。

※ 拓展阅读 ※

对于腹腔镜离断性肾盂成形术，经过 20 年的发展，许多研究已经证实，与开放肾盂成形手术相比，在保证手术成功率的前提下，腹腔镜手术具有明显的微创优势，但是因为该手术对于术者腔内重建技术如缝合打结等操作要求很高，不太熟练的术者完成手术的时间往往较长，学习曲线较长。机器人手术系统拥有三维高清视野，可提供术者精细的局部解剖；拥有 7 个自由度纤细的腔内腕器械，在做缝合等重建动作时，持针器可灵活地从各个角度进出针，极大地提高了缝合的质量。因此，这种手术系统较早就被用于完成肾盂成形这种对裁剪缝合要求很高的重建手术中，使术者在精细游离缝合肾盂输尿管时，可以得心应手，大大降低了学习曲线。有一项动物研究显示，即使是经验不丰富的术者，使用机器人系统也可以完成高质量的肾盂成形术。

1999 年，Sung 报道了首例机器人辅助腹腔镜肾盂成形术。2002 年，Gettman 报道了第一组（9 例）使用达芬奇手术系统完成的离断肾盂成形术，手术平均耗时 138 分钟，平均吻合耗时 62 分钟，平均出血量少于 50 mL，这 9 例手术中，5 例术前逆行留置双 J 管，其余 4 例术中用传统的腹腔镜设备顺行放置双 J 管。他们的研究证实，机器人肾盂成形术是安全可行的。随后，他们又对机器人肾盂成形术和传统腹腔镜肾盂成形术进行了比较，两组患者均在术前留置逆行双 J 管。机器人手术组的平均手术时间和平均缝合时间均少于腹腔镜组。出血量和平均住院时间则相近。两组在三个月时的随访结果均满意。另外，不少研究者也开展了机器人肾盂成形术，不过大部分也是杂交手术，用标准腹腔镜器械来游离结肠，显露肾盂输尿管，用机器人操作器械来完成裁剪缝合,这些手术成功率也达到 94%。2003 年,Bentas 报道了 11 例完全的机器人肾盂成形术,和先前的杂交手术不同,这组患者所有的手术过程,包括游离肾盂、缝合放置双 J 管等,均在机器人操作下完成,一年的随访结果显示,手术成功率达 100%。2008 年,Mufarrij 报道了一个 6 年的多中心机器人肾盂成形手术结果,平均手术时间 217 分钟,手术成功率 96%。2012 年,Sivaraman 报道了 168 例机器人肾盂成形术,平均手术时间 135 分钟,手术成功率 98%。从大多数报道来看,机器人肾盂成形术的学习曲线比较短,经过 10 例左右的操作,手术时间就会明显缩短。

参考文献

[1]赵玉沛,陈孝平.外科学[M].3 版.北京:人民卫生出版社,2015.
[2]孙颖浩.吴阶平泌尿外科学[M].北京:人民卫生出版社,2019.

(孟辉　蒋学文)

第七章

排尿功能障碍性疾病

第一节　排尿功能障碍疾病

案例一

患者男性,71 岁,尿频、尿急伴进行性排尿困难 10 余年,加重半年余。患者 10 余年前开始出现尿频、尿急、夜尿增多及排尿困难等症状,无血尿、尿痛、尿失禁,期间未接受系统治疗,近半年来自觉症状加重,口服坦索罗辛治疗 1 月余,自觉症状改善不明显。体格检查见下腹略膨隆,可扪及膨大膀胱;直肠指检见肛门括约肌肌力略松弛,前列腺Ⅱ度增生,中央沟消失,双侧叶前列腺质韧,未扪及质硬结节。IPSS 评分为 23,QOL 评分为 5,尿常规(-),tPSA 2.7 ng/mL;尿流率显示 Q_{max} 为 7.6 mL/s,尿量 192 mL;超声检查显示残余尿量 103 mL。

思考题

该患者可采取哪些排尿功能的检查及哪些新的治疗手段?

案例二

患者男性,21 岁,尿失禁、排尿困难、大便失禁 20 年余,20 年前曾行脊膜膨出手术。查体可见腹部略膨隆,可扪及膨大膀胱,下腹部感觉略减退。尿常规显示白细胞略增多,肾功能显示血 Cr 203.4 μmol/L。超声可见膀胱壁厚,双侧输尿管扩张,双肾积水,残余尿量 203 mL;尿动力学检测见膀胱过度活动、膀胱顺应性低下,逼尿肌、括约肌协同失调。

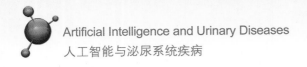

思考题

该患者可尝试哪些治疗方法来缓解下尿路功能障碍？

案例解析

一、疾病概述

（一）简述

"正常"的排尿功能需要一组结构相互关联、功能相互协调的神经、肌肉运行，正常人的下尿路功能可以有效实现低压状态的储尿与控尿，以及低压状态下尿液周期性的完全排空。成年人的下尿路功能是由自主神经控制的，这明显区别于其他内脏器官，后者只依赖于非自主神经调节。排尿周期被分为两个相对独立的阶段，即膀胱充盈/储尿期与膀胱排空/排尿期。排尿周期的这两个阶段通常表现为单一的"开关"模式。整个周期涉及排尿反射抑制、储尿反射激活、排尿反射激活以及储尿反射抑制的转换，依此周而复始。

（二）排尿功能相关解剖

膀胱是实现正常储尿和排尿功能的核心器官，膀胱可以分为两个部分，即位于输尿管口上方的膀胱体部和由三角区和膀胱颈组成的膀胱底部，这两个部位在神经形态学和神经药理学方面是同源的。膀胱底部有一个位于三角区下由纵行纤维组成的薄层结构。其深层为肌肉层并与逼尿肌相延续。膀胱底部深层体积较小肌束排列以环状肌方向为主。男性膀胱颈部有完整并具有控尿功能的平滑肌环，在女性膀胱中并未发现类似领状平滑肌的结构。膀胱颈在生殖功能中起重要作用，男性膀胱颈收缩有利于精液向前输送，在射精过程中，分布于膀胱颈的交感去肾上腺素能神经兴奋导致膀胱颈收缩。

尿道是膀胱出口的一部分，与盆底肌肉组织相连。尿道由平滑肌和横纹肌（尿道横纹括约肌或尿道外括约肌）组成。尿道周围横纹肌是盆底肌肉复合体的一部分。男性尿道被分为四个部分：第一部分是前列腺部或膀胱颈部；第二部分是前列腺部尿道，该部尿道沿着前列腺体的长轴延伸，终止于前列腺尖部；第三部分是膜性尿道，从前列腺尖部延伸穿过盆底肌肉组织（包括尿道外括约肌），直至成为第四部分球部尿道和位于阴茎底部的阴茎球部尿道。男性尿道外括约肌覆盖前列腺的腹面，近精阜端呈月牙形，远离精阜端呈马蹄形，在尿道球部又呈月牙形。女性尿道从膀胱颈到尿道口均走行于阴道前壁远端1/3，尿道由很多组织结构构成，有助于控制排尿，而并非是单个可见的"括约肌"。女性尿道上皮下组织中的血管网也有助于尿道的闭合作用。尿道外括约肌或尿道横纹括约肌（横纹肌）自主调控，属于盆底肌的一部分。女性尿道外括约肌呈马蹄形覆于尿道腹面。尿道的控尿机制与主动肌肉收缩和被动解剖结构的联合作用有关。

（三）排尿周期概述

1.膀胱储尿

在充盈期,膀胱的调节主要是一个被动过程,主要依赖膀胱壁内的弹性物质和减少副交感神经的传入冲动来实现。膀胱出口阻力的增加是由括约肌保护性反射造成的。交感神经反射对膀胱储存尿过程发挥重要作用,包括:①提高尿道内括约肌的张力,导致膀胱出口阻力增加;②通过副交感神经抑制膀胱逼尿肌的收缩;③降低膀胱逼尿肌的张力。随着腹内压的增加,控尿作用是通过膀胱出口(膀胱颈及近端、中间尿道)的内在能力及由膀胱容量决定的传递到该区域的压力传导比例来实现的。反射基础上的尿道外括约肌活动的进一步增加也起一定的作用。尿液充盈储存期的要求:尿量增加时维持膀胱低压的适应性(正常的顺应性)和适当的感觉存在,在静止和腹内压增加的情况下,膀胱出口始终处于关闭状态,不出现膀胱自发性收缩(逼尿肌过度活动);如果储尿期出现过早的感觉,即发生尿频,出现不自主的膀胱收缩就会导致尿急或尿失禁,储尿期尿道控尿异常会导致压力性尿失禁。

对于成年人,生理节律下尿液充盈过程中膀胱内压与逼尿肌压力的改变是不易被察觉的。在膀胱充盈的最初阶段,膀胱壁从坍陷状态逐步展开,膀胱的高度顺应性(Δ 容量/Δ 压力)主要取决于其良好的弹性和黏弹性能。膀胱壁的弹性可以保证膀胱扩张到一定程度而不引起膀胱内压力的增高。在膀胱充盈(拉伸刺激)缓慢或停止时,膀胱黏弹性导致膀胱壁肌伸长而延缓压力升高(压力性松弛),膀胱黏弹性被认为主要与膀胱壁含有细胞外基质有关,膀胱能在储尿期不断松弛是肌肉、上皮和间质细胞共同协调舒张的结果,间质(缺少平滑肌和上皮的膀胱壁)的黏弹特性和逼尿肌在尿流动力学上的松弛状态是膀胱在储尿期间发生被动扩张和保持膀胱正常顺应性的基础。间质的主要成分是胶原蛋白与弹性蛋白。当膀胱胶原蛋白的含量增加时,膀胱的顺应性相应降低,这种情况经常发生于膀胱慢性感染、膀胱出口梗阻、神经传导障碍和各种损伤。由于膀胱出口梗阻引起的膀胱肌肉肥大可以导致膀胱顺应性的降低。因为相对于正常的逼尿肌,肥大肌肉的胶原增加并缺乏弹性。膀胱间质中的其他成分一旦被胶原蛋白所替代,膀胱的顺应性会下降,这时膀胱对药物、水扩张及神经刺激基本没有反应。在这种情况下,多数通过膀胱扩大成形术可以达到令人满意的储尿功能。

神经系统在正常的膀胱储尿过程中也发挥重要作用。在膀胱充盈的过程中,脊髓的交感神经反射有促进膀胱充盈和储存尿液的功能,这种抑制膀胱收缩的效应主要是通过胆碱能交感神经实现的。膀胱充盈过程中,针对横纹括约肌受体激活导致的阴部神经信息传入增加,在骶髓存在一种可以直接抑制膀胱逼尿肌收缩的神经元。很多证据表明,在神经反射轴的多个水平还存在一些其他神经传导因子(如甘氨酸、γ-氨基丁酸、阿片样物质、嘌呤类物质、去甲肾上腺素系统),可以有效地抑制排尿反射。膀胱的充盈及膀胱壁舒张也同时使膀胱上皮释放一些自分泌因子(如乙酰胆碱、三磷酸腺苷、一氧化氮、前列腺素、各种肽类以及一些未知的抑制因子)来调节膀胱的收缩。

膀胱充盈过程中,尿道压力逐渐升高是由于外括约肌的收缩引起的,同时可能存在内括约肌的作用。在膀胱充盈/储尿期,尿道压的升高与阴部神经传出冲动频率的增加以及肌电图描记的尿道周围括约肌电活动的增加密切相关,这构成了脊髓-躯体反射的传出部分,被称为"防卫反射",可以避免在膀胱充盈期出现尿失禁。尿道壁的张力由尿道外层产生,但尿道压不仅仅是内、外括约肌活动的产物,还与导致尿道被动特性的弹性成分、胶原成分、脉管成分有关,因为压力必须作用于软的、有弹性的尿道内层组织才能起到闭合尿道的作用——这一"充填材料"主要位于尿道黏膜下层。这一区域越柔软、越柔韧,控尿所需的压力就越小。不论施加什么样的压力,尿道必须能被一防水结构闭合,这种"黏膜密闭结构"可以解释为什么内层涂有精密油脂的薄壁胶管仅仅需要轻微的压力就能够闭合。如果情况相反,则所需的压力将很大。后者与临床上所见的尿道瘢痕和尿道黏膜萎缩所导致的尿道不能有效闭合十分相似。

储尿期需要保证不能发生漏尿,尤其是当咳嗽或者用力导致膀胱内压力增加时,控尿的机制显得尤为关键。如果膀胱出口功能良好,在腹压增加时,主要预防漏尿的因素是至少存在同样的压力传输到近段尿道(女性也传输到中段尿道)。如果上述机制失效,发生男性、女性压力相关性尿失禁是必然的。随着腹内压力增加,尿道闭合压也增加,且尿道内的压力必然高于腹内压,显示神经反射导致横纹肌活动增加和其他因素所导致的尿道阻力的增加等也参与防止膀胱漏尿的过程。

2.膀胱排尿

排尿可以是自主的也可以是非自主的,这个过程包括交感神经、脊髓躯体神经反射的抑制及膀胱副交感通路的激活。排尿中枢位于脑干。首先,膀胱出口部位的肌群松弛,这种情况不仅可由脊髓躯体神经和交感神经的反射抑制所引发,而且可能受副交感神经刺激或膀胱平滑肌自主收缩影响。副交感神经调控膀胱平滑肌群发生高度协同的收缩,同时还伴有膀胱出口形态成漏洞样变化,这种变化至少部分是由于膀胱底部与近段尿道之间相互连贯的平滑肌引起的。如果没有膀胱-尿道的解剖学梗阻因素的存在,随着诱发膀胱肌肉收缩的外周神经反射及脊髓上神经反射的增幅,会发生一次完整的尿液排空过程。膀胱排空尿液需要有足够强度及持续时间的膀胱平滑肌协同收缩,同时出现内、外括约肌的阻力下降(无功能性梗阻),不存在解剖性的尿路梗阻(与功能性梗阻相对)。如果膀胱平滑肌肌肉力量受损或者出现膀胱逼尿肌括约肌协同失调或尿道梗阻,这些情况均会导致排尿困难。

尽管诱发排尿过程需要众多因素,但成人膀胱内压力增加导致的膀胱张力感觉的形成是诱导自主膀胱排空最重要的因素。正常排尿的完整的神经通路包括脊髓的上行传导通路及下行传导通路和从大脑其他部分发出的促进和抑制信号,特别是大脑皮质。自主排尿最终步骤包括控制尿道括约肌的躯体传出神经反射和膀胱储尿过程中激发的所有交感神经反射的抑制,以及控制膀胱平滑肌高度协同收缩的骨盆副交感传出神经的激活。膀胱排尿过程需要膀胱出口松弛,膀胱逼尿肌的收缩和尿液通过尿道时的刺激可激发其他神经反射,协同完成膀胱排空。这种重叠的躯体反射和自主反射的机制是非常复杂的,可能通过其他中枢神经调控网络调节脊上神经的输入实现。这些刺激和抑制冲动源于多个神经区域,协同完成成年人的自主排尿过程。

3.膀胱的感觉功能

膀胱和尿道的传出冲动大多数通过盆神经和脊髓背神经节到达脊髓,其他部分通过下腹部神经传导。从括约肌和底盆的横纹肌传出的冲动通过阴部神经传导。诱发和维持排尿最重要的传入神经是盆神经丛信号中继后传递给骶部脊髓。这些神经冲动来源于膀胱和尿道的浆膜层、肌层、黏膜层、黏膜下层的压力、容量、痛觉感受器。当膀胱感觉异常时会出现异常行为,如膀胱感觉过于敏感时会出现尿频,膀胱感觉下降时出现尿潴留。

(四)膀胱充盈及排空异常的疾病分类

根据储尿和排尿过程,可以将排尿功能障碍疾病进行分类,主要分为储尿期功能障碍(储尿过程中的膀胱感觉敏感、膀胱不自主收缩、膀胱顺应性下降、压力性尿失禁等)和排尿期功能障碍(排尿过程中的膀胱出口梗阻、膀胱逼尿肌无力等)。

1.膀胱过度活动

"膀胱过度活动症"被国际尿控协会(International Continence Society,ICS)定义为一种以尿急症状为特征的症候群,常伴有尿频和夜尿症状,可伴或不伴急迫性尿失禁,目前的病理生理学机制并不清楚,膀胱过度活动发生机制与膀胱阶段性非自主性收缩、膀胱低顺应性、膀胱黏膜感觉敏感等多个因素相关。膀胱非自主性收缩最常见于神经系统疾病或神经损伤,也可能与膀胱尿道感染、膀胱出口梗阻、压力性尿失禁(也许与尿液突然进入近端尿道有关,诱发收缩反射)、年龄(可能与神经退行性改变有关)或特发性疾病所导致的传出冲动增加有关。膀胱过度活动症也可能与炎症、膀胱或尿道壁的刺激、敏感性升高(在正常数量的递质存在时降低活化阈值)引起的传入冲动增加有关。在储尿期,从尿路上皮释放的兴奋性的神经递质激活传入受体/神经,最终导致膀胱不随意收缩或敏感性改变(升高),膀胱不随意收缩可以引发急迫性尿失禁。

2.压力性尿失禁

压力性尿失禁(stress urinary incontinence,SUI)指喷嚏或咳嗽等导致腹压增高时出现不自主的尿液自尿道外口渗漏。症状表现为咳嗽、喷嚏、大笑等导致腹压增加时不自主溢尿,多见于中老年女性。体征是腹压增加时,能观测到尿液不自主从尿道流出。任何导致尿道内、外括约肌和女性膀胱出口部位的支持结构的神经支配或解剖结构损伤的过程均可以导致出口阻力降低,这往往发生于神经疾病或损伤、手术或者其他机械性损伤以及老年患者。通常状况下,女性括约肌功能损伤所导致的尿失禁可分为相对独立的类型,包括:①所谓真性的压力性尿失禁;②内在括约肌缺失(ISD)。压力性尿失禁是由盆底肌肉、神经、结缔组织单一或者共同损伤而导致的一种临床综合征。女性尿道周围组织的支持是非常重要的,在正常状态下肛提肌包绕支撑尿道,而且通过二者的连接与阴道前壁的盆内筋膜相连。因此,筋膜-肌肉连接的破坏、支配神经的损伤以及肌肉的直接损伤都可以导致尿失禁。膀胱颈部的功能同样重要,如果缺少正常的膀胱颈部闭合功能,即使有正常的尿道周围组织支持,也同样可以发生尿失禁。目前认为,女性压力性尿失禁与产伤、肥胖等因素密切相关。

3.膀胱出口梗阻

病理性的出口阻力增高在男性患者中更易出现。这种情况经常继发于解剖性梗阻

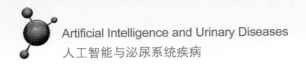

（前列腺增生、尿道狭窄），但也可以继发于膀胱收缩时尿道内、外括约肌舒张功能的障碍或过度活动。外括约肌协同功能失调是神经疾病或损伤患者常见的非解剖性梗阻的原因。男性常见的解剖性的流出道梗阻原因包括前列腺增生、膀胱颈口挛缩和尿道狭窄；女性的常见病因为膀胱颈口硬化、挛缩。

BPH 是造成中老年男性排尿障碍的最常见原因，主要表现为下尿路症状（lower urinary tract symptoms，LUTS）。目前观点认为，雄激素在 BPH 的发生进展中具有重要作用，而前列腺中各种生长因子的产生、间质-上皮细胞的相互作用、细胞增殖-凋亡的失衡也是 BPH 发生的重要机制。在过去，人们曾认为男性 LUTs 均与 BPH 所致的梗阻有关，并提出了"前列腺症"的概念。但既往研究表明，排尿症状与 BPH 病理学严重程度并无良好的相关性，且尿道狭窄等其他形式的梗阻或者在逼尿肌收缩功能受损的情况下也可能产生类似的症状；而且，BPH 患者的症状是多样的，包含膀胱刺激症状及梗阻症状。这使人们逐渐意识到，尽管 LUTs 通常与良性前列腺梗阻有关，但很大一部分男性 LUTs 是由年龄相关的逼尿肌功能障碍、多尿及睡眠障碍等各种系统疾病所致的，对此需要进行仔细的鉴别。

不可忽视的是，BPH 除造成前列腺本身的病理改变外，还会造成 BPH 导致的膀胱出口梗阻相关的病理改变。BPH 使得患者为克服膀胱出口阻力的增加而出现逼尿肌代偿性增厚、收缩力增强，同时在机械、炎症等刺激下，膀胱出现过度活动，这是 BPH 的常见表现，多发生在 BPH 的早期；而随着病情的加重，持续存在的梗阻使逼尿肌功能逐渐失代偿并进一步造成逼尿肌收缩功能受损、膀胱顺应性改变及排尿功能异常，使得 BPH 患者的临床表现随着病情的发展而改变，针对不同患者也应该采取不同的治疗策略，因此探索不同的治疗方法十分必要。

4.神经源性膀胱功能障碍

神经源性膀胱功能障碍是指控制排尿的中枢神经或周围神经受到损害之后引起的排尿和储尿功能障碍，常见病因包括脊髓损伤、脑梗死、系统性神经病变、糖尿病、盆腔手术等。神经源性膀胱功能障碍病因多样，临床表现非常复杂，常见临床表现包括：①逼尿肌反射亢进：多由上运动神经元病变引起，主要症状为尿频、尿急和紧迫性尿失禁，膀胱内压测定时出现无抑制性收缩，特别在体位改变及直立位测压时更易出现。②逼尿肌无反射：多由下运动神经元病变引起，主要症状为排尿困难、尿潴留及充溢性尿失禁等，膀胱测压时呈松弛性瘫痪，受到各种刺激后无膀胱收缩，电刺激脊髓反射试验时，刺激膀胱壁、颈部及肛门括约肌的肌电图活动消失或减弱。③逼尿肌和括约肌功能的协同失调：排尿是一种协同动作，逼尿肌的收缩与膀胱颈、尿道外括约肌的张开必须协同进行，才能使尿液全部排出。若逼尿肌和括约肌功能协同失调，则尿液不能排出或只能部分排出。大部分神经源性膀胱功能障碍最典型的的症状是尿潴留，当膀胱发生失代偿时，大量的尿液积聚在膀胱中，并发生肾脏反流，造成肾积水和肾功能不全，肾功能衰竭是造成此类患者死亡的主要原因。

二、疾病预防、诊断、治疗、康复

(一)预防

排尿功能障碍疾病与机体代谢、免疫等诸多因素相关。目前,研究者认为肥胖、吸烟、吸毒等因素可能造成尿频、尿急、尿失禁等排尿功能障碍性疾病,男性排尿功能障碍与前列腺炎、前列腺增生等前列腺问题相关。适量锻炼、减少久坐、戒烟戒酒等生活方式的改变可以预防前列腺增生相关排尿功能障碍疾病的发生。女性生育时产道损伤、肥胖等因素可能造成压力性尿失禁。因此,保持体重、避免吸烟等因素可以预防排尿功能障碍性疾病的发生。另外,女性产后及时进行盆底康复可以减少压力性尿失禁的发生。

(二)诊断

1.病史和症状初步评估

(1)病史:了解糖尿病等慢性病史,既往手术史、外伤史及相关治疗史。

(2)泌尿生殖系症状:储尿期症状、排尿期症状、性功能情况。

2.专科检查

专科检查包括:有无盆腔脏器膨出及程度;外阴部有无长期感染所引起的异味、皮疹;了解子宫水平、大小和盆底肌收缩力等;直肠指诊检查括约肌肌力。

3.排尿日记

连续记录 72 小时排尿情况,包括每次饮水时间、饮水量、排尿时间、尿量、尿失禁时间和伴随症状等,排尿日记是评估排尿功能障碍的必要方法。

4.量表评估

量表评估是下尿路症状及相关伴随问题的重要评估手段,对泌尿功能障碍的评估十分必要,主要量表包括国际尿失禁咨询委员会尿失禁问卷表简表(ICI-Q-SF)、膀胱过度活动症评分(OABSS)、国际前列腺症状评分表(I-PSS)、生活质量评分量表(QOL)。

5.尿动力学检查

尿动力学检查适用于排尿功能障碍患者的诊断和评估,测量所有生理指标与功能相关的参数与鉴别下尿路功能障碍可明确逼尿肌异常增高压力,包括膀胱感觉减退、膀胱感觉缺失、疼痛时膀胱容量、最大膀胱容量、逼尿肌过度活动、逼尿肌漏尿点压力、逼尿肌活动低下、膀胱出口梗阻、逼尿肌括约肌协同失调等。

6.其他检查

(1)实验室检查:血常规,尿常规,尿培养和肝、肾功能等实验室检查。

(2)超声:了解有无上尿路积水,膀胱容量及残余尿量。

(3)膀胱镜检查:怀疑有膀胱颈梗阻、膀胱肿瘤和膀胱阴道瘘等疾病时,需要做此检查。

(三)治疗

首先要根据病因治疗排尿功能障碍,如前列腺增生造成的膀胱出口梗阻,可以通过前列腺手术解除,缓解排尿功能障碍,但大部分的排尿功能障碍病因复杂,病因不明,病因无法解除,只能根据出现的症状进行对症治疗,而这些治疗与智能化医学设备密切相关。针对于改善膀胱储尿功能的治疗包括:①行为疗法:包括膀胱训练、规定时间内膀胱的排空或促进排空、液体限制、盆底生物反馈治疗等。②药物治疗:包括抗胆碱能药物、β-肾上腺素受体激动剂、肉毒杆菌毒素、钙离子拮抗剂等松弛膀胱的药物。③电刺激和神经调节(骶神经刺激、胫神经刺激)。④针刺疗法或电针疗法等。⑤尿道悬吊术、人工括约肌置入术等。针对改善膀胱排空障碍的治疗包括:①药物治疗,包括 α-肾上腺素受体激动剂、5α-还原酶抑制剂、三环类抗抑郁药、巴氯芬等。②间歇导尿、耻骨上膀胱造瘘、留置导尿等。③解除梗阻的手术包括前列腺电切术、膀胱颈口切开术、尿道扩张术等。

(四)康复

排尿功能障碍的康复治疗包括辅助导尿、盆底训练、盆底电磁刺激、针灸等方法。间歇导尿是协助尿潴留患者排空膀胱的"金标准",但并非唯一标准,在进行间歇导尿之余,适度配合膀胱功能再训练可以有效促进膀胱排空,避免感染,保护肾脏功能,提高患者生活质量。盆底训练根据学习理论和条件反射原理,通过患者的主观意识活动或功能锻炼来改善膀胱的储尿和排尿功能,从而达到下尿路功能的部分恢复,减少下尿路功能障碍对机体的损害,主要包括行为技巧、反射性排尿训练、代偿性排尿训练、肛门牵张训练及提肛训练。盆底电磁刺激是近年来越来越流行的排尿功能障碍康复训练方法,盆底电刺激是指针对不同的盆底肌纤维类型用特定参数的电流,刺激盆腔组织器官或支配它们的神经纤维。重建其神经肌肉兴奋性,使肌肉的收缩力增加,从而达到治疗排尿功能障碍的目的;磁刺激是利用体外高强脉冲磁场,刺激盆底支配相关神经,刺激骶神经根,改善所支配的肌肉和脏器功能,从而达到康复治疗效果,盆底电磁刺激可用于尿失禁、尿潴留等排尿功能障碍的康复治疗。另外,针灸对排尿功能障碍患者也有良好的改善作用,常用的八髎穴针灸的疗效最好。

三、医工交叉应用的展望

(一)排尿日记的智能化

排尿日记指在不改变生活状态和排尿习惯的基础上,连续记录(一般 72 小时)摄入液体和排尿时间、每次尿量,它较为客观地反映患者的排尿状态;记录尿急和尿痛的次数,这些记录对评估排尿异常和随访治疗效果是非常有用的。一般情况下,患者都是用量杯记录尿量,将每次尿量记录在笔记本上,在智能化时代背景下,国内外有团队已设计出智能化的尿流率设备,患者可以将小型的压力感受器带回家,每次小便均排在压力感受器上的尿杯里,这样手机端可以智能收集患者 24 小时的完整排尿信息,大大提高了检测的准确性和便捷性。

(二)前列腺增生治疗方式和设备

1.传统经尿道前列腺电切术(transurethral resection of the prostate,TURP)

目前,TURP 被认为是 BPH 手术治疗的"金标准",该方法通过将电切镜经尿道插入,在直视下切除增生的前列腺,TURP 术可能存在系列并发症。其中,经尿道电切综合征是 TURP 手术最凶险的并发症,多因术中冲洗液被大量吸收而造成血液稀释性低钠血症及血容量过多所致。术中切割深度控制不当也可能损伤尿道甚至尿道外括约肌,造成尿失禁。

2.经尿道前列腺激光手术治疗

前列腺激光治疗是通过激光将前列腺组织切除,而且激光还可以将组织直接汽化,常用经尿道钬激光剜除术、经尿道激光汽化术等。激光切除具有出血少、患者恢复快、前列腺组织切除彻底等优势,目前在临床中得到越来越多的推广。

3.前列腺支架

前列腺支架是采用记忆合金或聚亚胺酯材料的装置,通过内镜将其放置在前列腺部尿道可将后尿道扩大。前列腺支架可作为导尿的替代方法,适用于高危、不能耐受其他手术治疗的非中叶增生 BPH 患者。前列腺支架常见的并发症有支架位移、闭塞、钙化、感染、慢性疼痛等。

4.前列腺段尿道悬吊术

前列腺段尿道悬吊术用微型植入装置将前列腺侧叶固定,使增生的前列腺侧叶回缩从而扩大尿道腔。前列腺段尿道悬吊术是一种新型的侧叶 BPH 微创治疗方法,适用于前列腺中叶无明显增大的 BPH 患者,对勃起和射精功能影响较小。但由于并未去除增生的前列腺组织,其对尿流率的改善程度并不太高,对症状的改善也不如 TURP,其远期疗效也需要进一步明确。

5.经尿道微波热疗(transurethral microwave thermotherapy,TUMT)

将微波发射探头经尿道伸入,通过发射微波产生 45 ℃ 以上高温,使增生组织凝固坏死,对 BPH 进行治疗。TUMT 创伤小、不良反应少、安全性高,且可在门诊进行治疗,治疗较为方便,但短期尿潴留常见且再治疗率较高。

6.前列腺动脉栓塞术(prostatic artery embolization,PAE)

前列腺动脉栓塞术借助介入技术将栓塞材料栓塞前列腺动脉,使前列腺萎缩从而改善 BPH 患者的症状。目前的研究提示,PAE 安全性高,严重并发症少见,患者术后可停用药物治疗,下尿路症状可持续改善,近-中期有效率高,但其疗效及安全性仍待进一步观察。

7.经尿道针刺消融术

经尿道针刺消融术是一种微创治疗 BPH 的手段,其利用微波技术,通过穿刺针将前列腺组织加热至 100 ℃,使得穿刺针周围的组织凝固坏死,产生 1 cm 以上的空腔,适用于不能接受手术的高危患者。经尿道针刺消融术仅需局部麻醉,可在门诊实现,出血、感染、尿失禁等并发症的发生率较低,但其再治疗率高于 TURP,远期疗效也有待进一步观察。

Dixon 等报道了改进的经尿道前列腺水蒸气消融术,该方法利用高频能量产生热能并以水蒸气为载体,利用输送装置以略高于前列腺间质的压力通过细胞间隙进行对流式扩散,能量被传递至治疗区域的细胞膜并引起细胞死亡,产生坏死区域。储存在无菌水蒸气中的热能通过前列腺组织的间隙对流式扩散,因此与传导消融装置输送的能量相

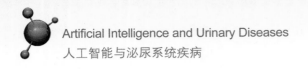

比,其能量传递更加高效。此外,前列腺呈带状的解剖结构,使得治疗局限于确定的目标区域,具有良好的安全性,有研究报道,其疗效可达 12 个月,且对中叶增生明显的患者依然有效。但目前水蒸气热疗法的长期早治疗率等疗效方面的证据依然有限。

8.机器人辅助前列腺高能量水消融术

机器人辅助技术在外科治疗中发挥着越来越重要的作用,Gilling 等检测了一项新的图像引导的机器人辅助前列腺水刀消融术的疗效,包含控制台、机器人手持件和一次性穿刺针三个主要部件,系统结合超声实时图像绘制要切除的前列腺组织区域,并根据所需的穿透深度以不同的流速输送高速无菌盐水流,实现可控的前列腺组织无热切除。研究中的 15 例患者除 1 例外均在第 1 天拔除尿管并在术后第 2 天出院。

(三)神经调控手术

排尿功能障碍与神经的紊乱密切相关。目前,泌尿外科已开发出多种神经刺激方法用于治疗尿频、尿急、尿失禁等排尿功能障碍性疾病。

1.骶神经调控术

骶神经调控术将特定的低频电脉冲连续施加于特定骶神经来抑制和兴奋神经通路,通过调节异常骶神经反射进而影响并调节膀胱、尿道、肛门括约肌以及骶神经支配的其他靶器官的功能,从而起到治疗效果的一种神经调控技术。目前,我国 2018 版骶神经调节专家共识已将骶神经调控术探索性地应用于神经源性下尿路功能障碍、间质性膀胱炎/膀胱疼痛综合征。骶神经调控术手术方式也在不断改进,采用超声引导下的骶神经植入术可减少辐射的危害,3D 打印技术、虚拟现实技术的融合也可缩短手术时间并使电极植入更加精准。

2.骶前神经根刺激系统

骶前神经根刺激术将电极植入控制膀胱的骶神经前根,通过体外控制器自主控制膀胱排尿,主要用于骶髓水平以上脊髓损伤的患者,恢复膀胱的储尿和主动排尿功能,从而让脊髓损伤患者能够自主控制排尿,减少下尿路感染等并发症,避免远期的肾脏功能损害。

3.胫神经刺激系统

胫后神经是一种混合神经,包含从 L4 脊神经根通过 S3 发出的纤维,含可调节盆底肌、膀胱和尿道括约肌的躯体和自主神经。基于在腓总神经或胫后神经上使用穴位抑制膀胱活动的中医实践,McGuire 等使用经皮腓总神经或胫后神经刺激来抑制膀胱过度活动。目前,经美国 FDA 批准的经皮胫神经刺激包括每周 30 分钟的刺激治疗,方法是在距内踝头部约 5 cm 处插入一根小规格的刺激针,正好在胫骨后缘,将接地电极垫置于跟骨的内侧表面。近年来此疗法越来越被关注,许多研究不断涌现并在膀胱过度活动症以外获得了类似于骶神经调节的经验。

4.阴部神经刺激系统

阴部神经是支配盆底肌、尿道外括约肌、肛门括约肌的重要神经,由 S2～S4 神经根发出,是一种混合神经。阴部神经电刺激可能对尿频、尿急、排尿困难及会阴疼痛有缓解作用,可达到类似骶神经调控术的效果且安全性较高,但其定位和固定较为困难。近年来,随着技术的发展,其技术也在不断进步。Jottard 等描述了一种经臀内窥镜的微创方法,用于直视下阴部电极植入。Konschake 等利用腹腔镜技术准确可靠地识别阴部神经并植入电极。国内吕坚伟教授团队等借助 3D 打印技术开发了阴部电极植入的新方法。

（四）医工交叉应用的展望

智能设备的研发直接影响了排尿功能障碍疾病的诊断和治疗方式。目前,在针对前列腺增生症、神经源性膀胱等疾病的诊断方面,更加精准地诊断膀胱、尿道功能是医工交叉的方向,而便携式的排尿监测设备也是未来重要的医工交叉点。在排尿功能障碍疾病的治疗方面,更加微创、智能的治疗设备也是未来的重要医工交叉研究方向。

※ 拓展阅读 ※

电刺激治疗排尿功能障碍疾病的研究起始于 20 世纪 60 年代,科学家们不断探索电刺激膀胱、盆神经、脊髓、硬膜内骶神经等多部位以治疗排尿功能障碍。最终,美国加州大学的 Emil A. Tanagho 及其团队成员研究的硬膜外骶神经根刺激更具疗效和安全性优势,是现今临床应用的骶神经调控术的原型。20 世纪 90 年代,骶神经调控疗法逐渐在临床推广应用,1994 年通过了欧洲 CE 认证,1997 年获美国国家食品药品监督管理总局批准用于治疗急迫性尿失禁,1999 年获批准用于治疗尿急、尿频综合征和非梗阻性尿潴留,2011 年获 FDA 批准用于治疗大便失禁。进入 21 世纪,骶神经调控术正式引入我国,2004 年,骶神经调控术相关产品获我国原国家食品药品监督管理总局批准进口销售。但当时由于治疗费用高昂,骶神经调控技术在我国的推广受到极大的限制。2017 年之前,全球已有超过 25 万名患者接受骶神经调控术治疗,而我国植入量不足千例。2018 年,我国自主研发生产的骶神经调控术设备上市,这标志着我国骶神经调控技术的应用进入快速发展阶段,随着国产设备的上市,设备价格大幅下降并且纳入医保范围以内,骶神经调控术在我国进入快速临床应用阶段,至今累计植入量已破两万。在临床实践中,骶神经调控术也在不断迭代完善,倒刺电极的出现大大降低了电极移位的风险,产品变得更轻、更小、更耐用,手术操作更简单,同时变频刺激、远程程控、可充电等技术的出现降低了患者的治疗成本,极大提升了患者的满意度和疗效。目前,电刺激调控治疗技术还在不断取得新的突破。

第二节　尿失禁专题

学习目的

1.了解尿失禁的种类,男女性患者发病的危险因素及其病理生理机制。
2.熟悉男性尿失禁和女性尿失禁的评估方法。
3.掌握尿失禁的基本治疗原则,熟悉尿失禁诊疗过程中涉及的医工交叉内容。

案例

患者女性,50 岁,怀孕 3 次,其中自然流产 1 次,生育两胎,第 1 胎为 1 个女孩,第 2 胎为 2 个男孩,均为经阴道分娩。患者 25 年前偶有大跳或快跑时出现尿液自尿道不自主漏出;10 年前该症状明显加重,打喷嚏、咳嗽时经常出现无意识尿裤子;3 年前症状进一步加重,走路稍快时即可出现尿裤子。25 年来未曾到医院进行诊治。患者自述平常没有尿频、尿急感,漏尿的时候也没有想排尿的感觉,平时排尿很痛快,也能尿干净;能感觉有东西从阴道里脱出来;因为漏尿的问题,出门必须使用尿不湿,给生活带来极大不便。行尿常规检测未见尿路感染指标,行尿流动力学检测膀胱功能无明显异常,体格检查可见阴道前后壁脱垂。给予刘女士经阴道经闭孔尿道中段悬吊术(TVT-O)后,刘女士尿失禁的情况明显改善,生活质量明显提高。

思考题

该案例中的尿失禁属于哪一种类型?医工交叉的研究进展在尿失禁中有哪些应用?

案例解析

一、疾病概述

(一)尿失禁的定义和分类

1.下尿路症状的术语(见表 7-1)

表 7-1　下尿路症状的术语

症状	说明
压力性尿失禁	身体活动、打喷嚏/咳嗽或其他导致腹内压急剧升高的活动后,发生的不自主尿液流出
急迫性尿失禁	因突然有极强烈的尿意而发生的不自主尿液流出
混合性尿失禁	身体活动引起腹内压急剧升高而导致的压力性尿失禁,合并有尿急的混合疾病
夜遗尿	夜晚睡眠期间发生无意识的尿液流出
持续性尿失禁	昼夜间持续性的尿液流出
无意识尿失禁	患者并不知晓尿液流出的发生原因和时间
尿频	排尿次数多于正常排尿频率
尿急	突然产生的极强烈尿意,并且难以推迟
膀胱过度活动症	以尿急症状为特征的症候群,常伴有尿频和夜尿症状,可伴或不伴有急迫性尿失禁
夜尿症	以夜间需要排尿而导致睡眠中断为特征,往往于梦中排尿,尿后并不觉醒

2.尿失禁的定义

尿失禁是以非自主尿液流出为特征的症状。评估尿失禁时,必须确定尿失禁的性质、类型、症状严重程度、对生活质量的影响、持续时间及发生尿失禁的频率。为了更好地评估尿失禁并区分其类型,还可以联合使用经过验证的问卷、排尿日记、体检和尿动力学评估。

3.尿失禁的分类

(1)压力性尿失禁(stress urinary incontinence,SUI):是指身体活动(即步行、拉伸和运动)或咳嗽/喷嚏及其他活动导致腹内压急剧升高后,发生不自主尿液流出的症状。临床上常用仰卧位压力诱发试验进行体格检查,检查过程中可观察到伴随压力、身体活动、或咳嗽时尿液自尿道不自主排出。尿动力学检测中,压力性尿失禁的表现是指在充盈期膀胱测压期间,伴随腹内压升高、无逼尿肌收缩而发生的不自主漏尿。

(2)急迫性尿失禁(urge urinary incontinence,UUI):是一种因尿急而导致非自主尿液流出的疾病。体检过程中可观察到伴随突然产生的、强烈且难以被推迟的尿意,尿道同步出现非自主性的尿液排出。逼尿肌过度活动性尿失禁是一种尿动力学诊断,虽然它不是确诊急迫性尿失禁的必需条件,但是也会在急迫性尿失禁患者身上出现。

(3)混合性尿失禁(mixed urinary incontinence,MUI):是指急迫性尿失禁合并压力性尿失禁的混合症状。其症状可能以急迫性为主,或以压力性为主,或两者症状均等。

(4)体位性尿失禁:是指体位发生变化(通常是从坐、躺到站立)时出现的非自主尿液排出。

(5)夜间遗尿:是指在睡眠期间发生的非自主性尿液排出,这一点应与急迫性尿失禁相区分,后者也指患者夜间因尿急而觉醒,并由于尿意太过急迫而没有充足的时间到厕所而发生排尿。

(6)持续性尿失禁:是指昼夜间持续性的尿失禁,通常伴有泌尿-阴道瘘(即膀胱阴道瘘和输尿管阴道瘘),这类患者一般没有排尿意识而发生持续性漏尿。

(7)无意识尿失禁:是一种以患者并不知漏尿的原因和时间为特征的症状。

(二)尿失禁的病理生理学

1.影响膀胱储尿的因素

由膀胱功能障碍引起的尿失禁是由各种神经性、医源性因素导致的,任何中断脑桥排尿中枢、正常脑桥上部抑制的神经系统过程都可能导致神经源性逼尿肌过度活动并诱发急迫性尿失禁。对于女性,尿失禁手术引起的梗阻可导致在患诱导性逼尿肌过度活动症后继发急迫性尿失禁。对于男性,由前列腺增生引起的膀胱出口梗阻可诱发逼尿肌过度活动症及急迫性尿失禁。

逼尿肌收缩力低下或逼尿肌无反射引起的不良排空也可能导致尿失禁,这种类型的逼尿肌功能障碍常伴有可影响腰骶髓或脊髓圆锥的神经性疾病,可导致外周神经病变(如糖尿病)的全身性疾病同样可诱发充盈性尿失禁。

2.影响括约肌功能的因素

内因性括约肌缺损(intrinsic sphincter deficiency,ISD)的最常见成因是医源性的。

多系统萎缩会导致男性的固有括约肌功能丧失,且接受经尿道前列腺部分切除术的男性,术后患尿失禁的概率很大(>20%)。其他的如子宫颈创伤或上胸髓损伤等过程,可导致逼尿肌括约肌协同失调,造成膀胱排空障碍并诱发尿失禁。用于增强排尿(如α受体阻滞药)的药物可以充分降低膀胱颈阻力,使患者出现漏尿。具有 α-受体拮抗特性或骨骼肌松弛特性的药物均可抑制膀胱颈阻力,诱发尿失禁。根治性前列腺切除术是导致男性尿失禁最常见的手术因素,通常会因为直接损伤括约肌的功能而引起漏尿。

对于女性,尿道手术或尿失禁手术可导致尿道瘢痕、尿道周围纤维化和内因性括约肌缺损。内因性括约肌缺损出现的可能性随着先前失败手术次数的增加而增加。阵痛和分娩也会影响女性的括约肌功能。难产、三级撕裂、婴儿出生体重大、多胎产和产钳分娩都可能导致括约肌功能障碍。

(三)女性压力性尿失禁的病理生理学

1.压力传导理论

尿道从其受保护的腹腔位置下降移位,增加了作用于更远端尿道控尿机制的压力,进而促进压力性尿失禁。该理论认为,近端尿道在功能上与膀胱相邻,因此腹腔内力直接传导作用于尿道,而更远端的括约肌机制可能无法充分防止尿失禁。

2.吊床假设

尿道并非真的处于腹腔位置,而是当与活跃的中尿道括约肌机制相结合时,牢固的后侧和横向支撑允许在腹内压升高时压迫尿道,失去这种支持会诱发压力性尿失禁。

3.整体理论

尿急和压力性尿失禁都是由阴道壁本身和(或)周围结构(如耻骨尿道韧带)的松弛引起的。该理论认为,膀胱颈中的牵张感受器,在施加于近端尿道/膀胱颈中储积尿液的腹压升高时被激活,促成了急迫性尿失禁。

二、疾病预防、诊断、治疗和康复

(一)预防

1.女性尿失禁的流行病学及风险因素

(1)女性尿失禁的流行病学:女性尿失禁的发病率通常为 20%~40%。在所有女性尿失禁中,约有 50%是压力性尿失禁,比此稍低一点是混合性尿失禁,再低一点是急迫性尿失禁。老年群体中,不同形式尿失禁的流行率差异不明显,大约有 10%的女性至少每周都会遇到尿失禁情况。

(2)女性尿失禁的风险因素:包括年龄、长期住院治疗、怀孕和产后、分娩方面、胎次、激素治疗、肥胖、吸烟、身体状况。

1)年龄:研究证明,年龄是导致女性患尿失禁的一个强有力的风险因素。年龄的增长与患尿失禁的概率增加,尿失禁从压力性尿失禁转变为其他类型(混合性尿失禁或急迫性尿失禁)明显相关。

2)长期住院治疗:长期居住在医疗机构是导致患尿失禁的一个独立风险因素。

3)怀孕和产后:孕期压力性尿失禁的患病率明显增加,而且还会随着孕周增加而继续上升。产后 3 个月内患病率开始快速下降。

4)分娩方面:与正常的阴道分娩相比,剖宫产在防止患尿失禁方面似乎具有优势。超大儿的出生体重似乎也与日后的尿失禁患病风险增加呈正相关。

5)胎次:单胎妊娠可使患尿失禁的风险增加(尤其是压力性尿失禁),而日后的生产又进一步加剧了这一风险。

6)激素治疗:口服雌激素治疗(伴有或不伴有孕激素)与中年和老年女性患压力性尿失禁有关。

7)肥胖:尿失禁的严重程度与肥胖密切相关,与身体质量指数(body mass index,BMI)关联最显著的当属压力性尿失禁和混合性尿失禁。大多数情况下,与体重增加相关的尿失禁可能是可逆的,因为通过外科治疗减掉体重或通过严格的减肥计划而减掉体重,都与尿失禁症状的改善相关联。

8)吸烟:尿急、尿频和压力性尿失禁的严重程度与主动吸烟相关。重度吸烟者面临的风险可能最大。

9)身体状况:糖尿病、抑郁症是与尿失禁相关联的两个最常见的疾病。

2.男性尿失禁的流行病学及危险因素

(1)男性尿失禁的流行病学:尿失禁在男性群体中的流行率比在女性群体中低得多。男性群体中最常见的尿失禁形式是急迫性尿失禁,其次分别是混合性尿失禁、压力性尿失禁。

(2)男性尿失禁的危险因素:①年龄是导致男性患尿失禁的最主要的独立风险因素。②男性容易在发生急性膀胱炎和急性前列腺炎等感染症状时出现尿失禁。③在老年人群中较为常见的神经系统疾病(帕金森病、脑血管意外)也与男性尿失禁有关。④男性接受根治性前列腺切除术和其他根治性骨盆手术也与尿失禁的发生有关。手术引发尿失禁的可能性差异很大,根治性前列腺切除术后 1 年,总体估计值为 8%～60%。

(二)诊断

1.女性尿失禁的评估

(1)病史:在对女性尿失禁的评估中,全面的病史是必不可少的。围绕尿失禁的性质、严重程度、持续时间和数量及其他与盆底功能有关的症状和对生活质量的影响等方面进行询问。既往手术史、产科和妇科病史、放射治疗史、创伤和药物史均可能提供重要信息。

(2)床旁调查:此外,排尿日记可以帮助患者发现影响排尿症状的行为;尿垫测试可以帮助量化尿失禁症状;标准化的调查问卷可用于评估盆底功能障碍患者的症状和生活质量。

(3)尿动力学检查:是目前用于评估下尿路功能最准确的工具,它可提供储尿期和排尿期的具体信息,这些信息容易受到膀胱自身及膀胱出口的影响。强烈建议对以下患者进行干预前尿动力学检查:既往治疗或手术失败、混合性尿失禁、有排尿梗阻症状、残余尿明显增多、神经源性疾病、糖尿病、盆腔脱垂或放疗等可能影响下尿路功能因素者。

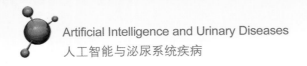

2.男性尿失禁的评估

(1)病史:对于有尿失禁症状的男性,必须通过全面的病史采集和有针对性的体格检查进行评估。进行以下询问是非常重要的:①什么时候发生漏尿(如咳嗽时、有紧急情况时、在晚上睡觉时或其他时候)?②多久漏尿一次(如每天晚上、每天或其他频率)?③是否有任何诱发因素使漏尿更严重(如寒冷的天气、把钥匙插进门里或其他因素)?④以前是否做过前列腺或膀胱手术,或者有可能导致骶神经丛损伤的腹部大手术?⑤漏尿的量(如把内衣弄湿、把外面的衣服或地板弄湿或其他量)?⑥患者是否佩戴护垫?如果是的话,佩戴什么类型的护垫、多少个护垫、多大的护垫,或者使用什么其他的防护用品(如避孕套导管或者在发生漏尿时更换内衣)?⑦患者是否尝试过任何药物,服用哪些药物?⑧是否有任何神经系统问题?⑨患者的性功能、勃起功能和肠道功能如何?⑩必须获得患者的药物、手术及社会相关病史(包括药物过敏、吸烟习惯及任何酒精或咖啡因的摄入量)。

(2)体格检查:患者卧位检查应该包括以下几点:①腹部检查包括能否触及任何肿块,尤其是膨胀的膀胱和疝。②外生殖器检查包括包皮和外尿道裂孔,因为有些男性可能患有因外尿道裂孔狭窄或严重的包茎而导致的充溢性尿失禁。③通过直肠指诊来感受前列腺的大小和一致性,并要求患者进行盆腔收缩以评估盆底的强度。④肛管和下段直肠检查包括感受肛门张力和感觉,并评估直肠排空。⑤下肢神经检查包括反射、肌力和感觉。⑥以上检查结束后,请患者咳嗽,看看是否有任何漏尿,然后请患者站立,再次咳嗽,检查是否有压力性尿失禁。

(3)床旁调查:如排尿日记、生活质量问卷和患者报告的结果评估、尿垫试验等。

1)排尿日记:排尿日记是一个重要的调查工具,因为它对以下方面提供了客观的信息,包括:患者漏尿发作的次数和使用的尿垫数量,患者在白天和夜晚排尿的次数、平均和最大排尿量(以及由此而得出的膀胱容量),饮用液体的类型和量,对夜间多尿的评估,以及是否有尿急。

2)生活质量问卷和患者报告的结果评估:国际尿失禁咨询委员会问卷尿失禁简表(The International Consultation on Incontinence Questionnaire-Short Form Questionnaire, ICIQ-SF)是一个简短的问卷,有助于区分压力性尿失禁和急迫性尿失禁。另外,还有较长的国际尿失禁咨询委员会男性下尿路症状量表(The International Consultation on Incontinence Questionnaire-Male Lower Urinary Tract Symptoms,ICIQ-MLUTS),其中不仅包括国际前列腺症状评分(international prostate symptom score,IPSS)所涵盖的对患者储尿和排尿症状询问的优点,且询问每种症状所造成的麻烦。

3)尿垫试验:在量化患者的漏尿量及制定相应的治疗方案中可能是有用的。尿垫重量的增加是衡量尿失禁严重程度的更好标准,通常 200 g/d 以下被认为是轻度,200～400 g/d 是中度,400 g/d 以上是重度。

(4)尿动力学评估:包括尿流率和残余尿、尿流动力学检查。

1)尿流率和残余尿:尿流率有助于显示患者排尿时尿流曲线的类型和患者排尿的速度,而超声则能够测量患者排尿后膀胱残余尿量(post-void residual,PVR)。

2）尿流动力学检查（urodynamics，UDS）：指的是充盈期膀胱压力-容积测定和排尿期压力/流率测定，应用尿动力学检查的基本原则是除非它可能改变患者的治疗方案，或者能够给临床医生提供更多的有可能改变患者治疗方案的信息，否则不应该执行此检查。

在下列情况下应考虑尿动力学检查：①用以明确导致下尿路功能障碍的因素并评估其相关性。②预测下尿路功能障碍对上尿路的影响。③预测治疗干预的结果。④用于明确和（或）了解干预措施的效果。⑤调查治疗失败的原因。

（三）治疗

1.尿失禁的手术治疗

（1）女性耻骨后悬吊术：尿失禁的发生与两方面因素有关。一方面是尿道的高活动度，主要表现为近端尿道的支撑结构减弱；另一方面为尿道括约肌本身的功能缺陷，从而损害了尿道的水封效应。膀胱颈和近端尿道的高活动度在于支持它们的成分（如韧带、筋膜和肌肉）的减弱或缺失。大部分患有压力性尿失禁的妇女既有内括约肌功能不同程度的减弱，也有不同程度的膀胱颈和近端尿道正常的解剖支撑结构的缺失，导致尿道的高活动度。

开放的耻骨后悬吊术，其手术原理是把靠近膀胱颈和近段尿道的组织提高到耻骨后方的骨盆腔内。手术时经过下腹部切口途径进入骨盆腔。开放的耻骨后悬吊术有四种不同变化方式，即 MMK（Marshall-Marchetti-Krantz）手术、Burch 手术、VOS（vagino-obturator shel）手术和阴道旁修补术。

Burch 阴道悬吊术是将阴道前壁和膀胱旁组织提高，在两侧使用 2～4 根缝线固定到骨盆壁两侧的耻骨梳韧带。

VOS 手术的目的是把阴道固定到闭孔内筋膜，是联合 Burch 和阴道旁缺陷修复术的一种改良术式，用缝线把阴道壁侧向固定到闭孔内筋膜，而不是将阴道向上固定于耻骨梳韧带。

MMK 手术是把膀胱尿道连接部（膀胱颈）悬吊到耻骨结节的骨膜上，通过支撑尿道旁区和把膀胱尿道连接部带入一个更高的腹内的位置而产生控尿的效果。

（2）女性中段尿道吊带悬吊术：不同于吊带悬吊术，中段尿道吊带悬吊术要求吊带松弛地放置在中段尿道。该手术的原理是控尿正常的女性，最大尿道闭合压力主要发生在中段尿道，该区域是解剖学结构的汇合点。

1）经耻骨后途径：适当的麻醉后，在耻骨联合上方和阴道正中做切口，在两侧阴道黏膜下用组织剪锐性解剖分离，以将阴道上皮从底层的尿道周围组织提升到耻骨宫颈（骨盆内）筋膜的水平且不能穿孔。将鞘卡放置于尿道一侧的阴道黏膜下的解剖通道中，在适当的压力下，鞘卡刺入至 Retzius 间隙，然后穿过腹直肌，从耻骨上切口穿出。

2）经闭孔途径：同耻骨后途径在阴道正中做一切口，并分离至坐耻骨支。鞘卡于阴蒂水平的闭孔处进行穿刺，穿破闭孔膜转向中央，从阴道切口穿出。然后将合成材料连接在鞘卡上并通过大腿内侧切口取出，然后在对侧重复同样的操作。

（3）注射疗法

1）注射治疗在女性压力性尿失禁中的应用：理想的注射剂应具有良好的生物相容

性、非抗原性、非致癌性,不移位,几乎不发生炎症反应或纤维化内生且长时间保持疗效。目前使用的注射剂包括碳包裹的锆珠(durasphere)、聚二甲基硅氧烷(macroplastique)、聚糖苷透明质酸(deflux)、聚丙烯酰胺水凝胶(bulkamid)、羟基磷灰石(coaptite)。

注射治疗的目的是增大或恢复尿道黏膜的对合状态和它的密封效果,并在腹压增加过程中保持对合。该疗法的疗效及持续时间不如手术治疗,而且经常需要重复注射。其他可能的适应证包括高龄、麻醉风险高,或仅改善尿失禁症状而不是必须要求治愈的患者。经尿道周围入路和经尿道入路治疗效果相似。

2)注射治疗在男性压力性尿失禁中的应用:经尿道逆行操作和经皮耻骨上顺行操作都是可行的,两者治疗结果无差异。常用的注射剂包括胶原和硅酮微粒。这些注射剂均有治疗初期结果较好、需进行多次注射、疗效随时间推移而下降等特点。注射治疗用于男性患者的研究报道远少于女性患者。植入可调节硅酮球囊(ProACT)也是一种可行的治疗方式,在该治疗过程中需多次充填球囊。

(四)康复

1.尿失禁康复

(1)盆底肌训练(pelvic floor muscle training,PFMT):盆底肌训练与锻炼,又称盆底康复,是下尿路症状行为治疗的基础,是尿失禁治疗领域普遍认可的保守治疗方法。女性盆底肌的收缩会上提尿道并将其挤向耻骨联合方向,防止尿道下移,改善盆底对盆腔脏器的结构性支持能力;可以促使横纹肌肥厚,继而增强尿道外的机械性压力。同时,盆底肌训练也可以加强女性膀胱颈的结构性支持能力,从而限制膀胱颈在腹压增加时的下移运动。

盆底肌训练的内容包括患者学习如何收缩和松弛盆底肌,进行规律的锻炼以改善盆底肌肌力,提高控制肌肉的能力,在运动导致腹压增加即将发生漏尿之前,主动收缩盆底肌来闭合尿道。日常锻炼有两个目标,即增强肌肉的力量及熟练使用盆底肌的能力。数个临床研究已经证实,每天进行 45～60 次收缩/松弛的配对练习可以获得良好的效果。

(2)行为训练:行为训练是一种独立的治疗方法,可指导患者使用盆底肌抑制逼尿肌收缩。这种技术作为多种尿急抑制对策中的一种,构成尿频、尿急、伴或不伴急迫性尿失禁患者在出现尿急时的新方法。在膀胱逆行充盈的过程中,患者通过膀胱和直肠括约肌的生物反馈学习如何抑制逼尿肌收缩。多个临床系列研究和使用意向治疗模型的随机对照试验研究证实,行为训练抑制尿急是有效的,尿失禁的发生率平均减少 60%～80%,可以作为急迫性尿失禁的独立治疗方法。

(3)膀胱训练:许多急迫性尿失禁或经历尿急而没有漏尿的患者倾向于频繁去厕所排尿。尽管频繁如厕可使患者的尿急感迅速缓解,但却使排尿变得越来越频繁,导致功能性膀胱容量减少,逼尿肌过度活跃,并且在某些情况下会造成急迫性尿失禁。

膀胱训练的目标是使用持续的、逐渐增加的排尿间期来恢复正常的膀胱功能和容量。膀胱训练的作用机制尚不清楚。膀胱训练最重要的特征之一是它可以将尿急与排尿分隔开。由于患者并不是在尿急出现时去排尿,而是按时排尿,因而可以弱化尿急-排尿的反应,增加膀胱容量。

三、医工交叉应用的展望

(一) 耻骨阴道吊带材料

1959 年,Francis Usher 报道了世界上第一例应用合成材料聚乙烯网片,手术治疗疝的病例。几十年来,其他材料如聚丙烯、尼龙等也被用于临床。合成材料应用于尿失禁外科手术摆脱了大小及形状的限制,质量可靠,减少了取材的并发症并且减少了手术时间。与生物材料相比,合成材料更统一、更持久耐用,而且材料无菌、生物相容性高、无致癌性。病例组织学观察对比后发现合成材料降解率最低,成纤维细胞及组织生长率高。显微镜下通过巨细胞及微钙化灶观察发现,人工合成材料植入后机体存在成纤维细胞长入及异物反应的表现。这种材料的异物反应肉眼不可见,且无材料降解的情况发生,对宿主无任何不良反应。

合成材料仍有一些缺陷,如材料感染、尿道穿孔及阴道暴露。材料的物理化学特性及每位患者的体质决定了吊带是否可以在组织内长期留置及是否会感染或穿孔。材料纤维感染概率与孔的数量和大小有关。紧密的编织材料为小细菌提供了温床,并阻挡了巨噬细胞和多核细胞。宽松的编织材料允许组织、血管及细胞的长入。组织附着在网状材料上能够起到加强支撑的作用。过紧的编织材料和大口径丝状材料更容易使材料僵硬或柔韧性下降而引起材料暴露。疝修补手术的材料分类同样适用于泌尿外科手术,最常用的材料被分为以下四类:①第 I 类为大孔径材料补片及聚丙烯材料补片,具有 75 μm 以上的网孔,可以使得巨噬细胞、成纤维细胞、血管、胶原组织长入。②第 II 类材料为微孔材料,其至少有一个网孔小于 10 pm。③第 III 类为大孔与复丝和多微孔材料。④第 IV 类材料为具有亚微米孔径的生物材料。吊带中最常用的材料为聚丙烯,属于第 I 类材料,其内部疏松的聚丙烯编织材料具有 80 pm 以上的孔径,允许巨噬细胞及组织长入。

(二) 中段尿道吊带材料

目前,中段尿道吊带最常用的材料是孔径超过 75 pm 的柔软、松散编织的聚丙烯单丝网片。如前所述,该材料允许宿主炎性组分(白细胞和巨噬细胞)迁移到网片中,用于炎症监测和伤口愈合(吸收和摄入)。同时,研究者发现该材料对于刺激纤维组织向内生长也是最佳的。同时,该材料拥有较好的力学性能(拉伸和弹性)。

UraTape(Mentor-Porges, Le Plessis-Robinson,France)是第一个经闭孔中段尿道吊带,与其使用相关的结果于 2003 年由 Delorme 及其同事首次报道。UraTape 是一种聚丙烯微孔吊带,中心带有硅胶芯。由于具有较高的阴道暴露率,UraTape 最终被 Porges 开发的 ObTape 所取代,其中的原因可能与硅胶芯有关。然而,可能由于其半微孔(<50 μm)特性,ObTape 阴道暴露问题也有报道。由 Porges 开发的第二代经闭孔吊带被称为 Aris 经闭孔吊带,它具有超过 200 pm 孔径,改善了组织向内生长。

压力性尿失禁(stress urinary incontinence,SUI)是指当咳嗽或喷嚏等腹压增高时出现的不自主的尿液自尿道外口渗漏,是中老年人的常见病和多发病。2015 年,在我国进行的一次横断面调查发现,SUI 在我国女性中的发生率为 18.9%,并随年龄增加而增加,50～59 岁是患 SUI 病的高峰年龄,城市患病率(16.4%)低于农村(21.4%),就诊率不超过 25%。关于压力性尿失禁的病因,1994 年 Delancey 提出"吊床假说",指出尿道由其下方的筋膜所支撑,筋膜还连接了阴道内的肌肉纤维及结缔组织,使尿道保持闭合状态。它们与尿道内括约肌一同起作用,即使膀胱内压力增加,也能有效地闭合尿道并防止尿液的不自主溢出。影响女性压力性尿失禁的因素很多,常见如尿道内括约肌功能障碍,盆底肌肉、筋膜及韧带松弛和尿道高活动性等,治疗方法主要分为手术治疗和非手术治疗两大类。非手术治疗对轻中度 SUI 患者、年轻患者及产后压力性尿失禁患者的效果较好,也适合年龄大、合并症多、不能耐受手术的患者。非手术治疗的方法主要包括生活方式干预、盆底肌肉锻炼、盆底肌电刺激、佩戴子宫托和药物治疗等。如果保守治疗压力性尿失禁失败,手术是必要的,压力性尿失禁的手术方式较多。目前,研究者认为压力性尿失禁手术适应证包括康复治疗失败、不接受康复治疗、中重度压力性尿失禁,建议完成生育后选择手术治疗。

1913 年,Kelly 首次介绍了阴道前壁修补术(Kelly operation),通过水平褥式缝合膀胱颈下面的组织,提高了膀胱颈解剖位置,收紧了膀胱尿道内括约肌,改变了阴道前壁支撑弱的状态。1937 年,Kenedy 在 Kelly 手术的基础上又提出了尿道下筋膜折叠缝合术。2017 年,Glazener 报道了阴道前壁修补术治疗女性 SUI 的一项研究,指出术后 1 年失败率为 29%,1～5 年及以后失败率为 38%,失败率比较高。所以阴道前壁修补术和尿道下筋膜折叠缝合术目前不是 SUI 首选的治疗措施。

膀胱尿道悬吊术术式主要有尿道筋膜-耻骨后固定术(MMK 术)和阴道侧旁Cooper 初带悬吊术(Burch 术)等。Burch 术是 John Christopher Burch 于 1961 年研发的手术,此操作适用于压力性尿失禁尿道高活动性患者,治愈率约为 91.4%,Burch 手术现在仍是治疗 SUI 的有效手术方法。随着微创机器人手术在泌尿妇科领域的深入推广应用,机器人辅助 Burch 尿道固定术成为治疗 SUI 的一种可行选择。

尿道中段悬吊带术(mid-urethral sling,MUS)是较为公认的一线治疗方法,利用人造网带置于尿道中段,类似于耻骨尿道韧带的支撑机制,可加强耻骨韧带功能,增强尿道下阴道壁吊床作用,主要包括经耻骨后无张力尿道中段悬吊带术(tension free vaginal tape,TVT)、经闭孔尿道中段悬吊带术(TVT obturator,TVT-O)和经闭孔悬吊带术(transobturator tape,TOT)三种术式。近年来,研究者还报道了第三代阴道单切口微小 MUS 的临床效果。尿道中段悬吊术在治疗女性内括约肌缺乏相关的SUI 方面是有效的,对女性的健康护理是一个积极的贡献。

经阴道耻骨上膀胱颈吊带术(pubovaginal sings,PVS)将放在近端尿道或膀胱颈下的自体悬吊材料固定到腹直肌筋膜上,常用的悬吊材料有腹直肌筋膜和阔筋膜,两组自体材料的治疗有效率相当。PVS一直是SUI治疗的主要手段,经受住了时间的考验,并在SUI治疗设备中保持了100多年的地位。

1972,Brantley Scott首次使用人工尿道括约肌(artificial urinary sphincter, AUS)为患者治疗尿失禁。该术式主要将尿道袖套装置置于膀胱颈尿道周围,发挥括约肌功能,但目前已不作为女性SUI的一线治疗方法。随着我国人口老龄化,女性SUI发病率正在逐年增加,尿失禁的手术率亦在上升。手术方式逐渐更新,有更加微创化的趋势,表明越来越多的患者关注生活质量问题。目前,关于SUI的手术治疗方式,仍然在不断更新和发展。寻求一种更为微创、安全、有效,并发症最小的治疗方法是研究者的追求。

参考文献

[1]中华医学会妇产科学分会妇科盆底学组.女性压力性尿失禁诊断和治疗指南(2017)[J].中华妇产科杂志,2017,52(5):289-293.

[2]金锡御.急迫性尿失禁[J].中华泌尿外科杂志,2002(5):62-63.

[3]杨凤翔,王成秀,李娜,等.脊髓损伤后神经源性膀胱的康复研究进展[J].华西医学,2015,30(2):389-392.

[4]孙进.女性膀胱、尿道解剖及生理特征[J].实用妇产科杂志,2003(2):65-66.

[5]朱兰,郎景和,刘春燕,等.我国成年女性尿失禁患病状况的流行病学研究[J].中华妇产科杂志,2009(10):776-779.

[6]宋岩峰,林坚,李亚钦,等.女性压力性尿失禁发生的危险因素分析[J].中华妇产科杂志,2003(12):20-23.

[7]刘春燕.中国成年女性尿失禁的流行病学调查研究[D].北京:中国协和医科大学,2007.

[8]廖利民.前列腺术后尿失禁及其防治[J].临床泌尿外科杂志,2008(2):81-84.

[9]陈泽波,来永庆,曹群朵,等.ICIQ-SF问卷中文版与尿动力学检查的相关性研究[J].现代泌尿外科杂志,2011,16(5):403-405.

[10]张倩倩,张敬坤,黄向华.女性压力性尿失禁研究进展[J].实用妇产科杂志,2016,32(5):336-338.

[11]来永庆,陈泽波,曹群朵,等.ICIQ-SF问卷在尿失禁诊断中的应用研究[J].临床医药实践,2010,19(11):403-406.

[12]赵瑞芬,张为远.女性压力性尿失禁诊疗进展[J].中国妇幼保健,2013,28(4):732-736.

[13]陈慧兴,吕坚伟,冷静,等.TVT与TVT-O治疗女性压力性尿失禁的疗效和并

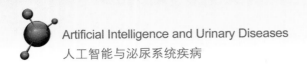
发症比较[J].上海交通大学学报(医学版),2012,32(4):412-415.

[14]陆叶,姚海蓉,杨欣,等.TVT-O 治疗女性压力性尿失禁 105 例分析[J].实用妇产科杂志,2010,26(3):199-202.

[15]王萌,徐勇.尿道周围注射治疗女性压力性尿失禁的研究进展[J].国际泌尿系统杂志,2006(6):798-802.

[16]杨俊玲,谢丽,张培莲.盆底肌功能训练预防产后尿失禁的临床效果观察[J].中华护理杂志,2008(5):436-437.

[17]何玉琴,闵水平,杨艺,等.尿失禁患者行为疗法的应用效果观察[J].护理学报,2007(6):61-62.

[18]王莉,王丽琴,李兆艾.女性压力性尿失禁非手术治疗进展[J].中国妇幼健康研究,2007(5):407-409.

[19]刘彧,沈爱群,李怀芳,等.尿道悬吊术吊带材料的研究进展[J].生物医学工程与临床,2007(6):492-495.

[20]李怀芳,童晓文.聚丙烯网片在女性全盆底功能重建中的应用[J].中国实用妇科与产科杂志,2007(8):602-604.

[21]RICARD H, LÉON G, BRANCHEREAU J, et al. Adjustable continence balloons in postprostatectomy incontinence: Outcomes and complications [J]. Neurourol Urodyn, 2022,41(6):1414-1422.

（李岩　王文富）

第八章　男　科

第一节　勃起功能障碍

学习目的

1.了解勃起功能障碍危险因素及其病理生理机制。

2.熟悉勃起功能障碍诊断及分期。

3.掌握勃起功能障碍的治疗。

案例

患者青年男性,自诉勃起硬度不坚 3 年,性生活时容易紧张,勃起硬度下降,房事失规律,0～1 次/周,排尿未见明显异常。家庭失和,情绪低落。专科查体:外生殖器发育正常,无外伤手术史,无高血压、糖尿病等慢性病病史。

思考题

该案例中的勃起功能障碍属于哪一种类型? 医工交叉的研究进展在勃起功能障碍中的应用有哪些?

一、疾病概述

(一)定义

勃起功能障碍(erectile dysfunction,ED)指无法达到和维持足够的勃起以允许满意的性行为,可能影响心理健康,对患者及其伴侣的生活质量有重要影响。

(二)危险因素

勃起功能障碍常见危险因素包括年龄、糖尿病、血脂异常、高血压、脑血管疾病、BMI/肥胖/腰围、高同型半胱氨酸血症、缺乏运动、吸烟(已证实与吸烟的数量和持续时间存在正剂量响应关系)。此外,ED 与脑血管疾病治疗药物有关(如噻嗪类利尿剂和β-受体阻滞剂,尼必伏罗除外)。房颤、甲状腺功能亢进、维生素 D 缺乏、高尿酸血症、抑郁症、慢性肾脏疾病、风湿性疾病和慢性阻塞性肺疾病也被报道为危险因素。年轻男性ED 与慢性前列腺炎/慢性盆腔疼痛综合征(CP/CPPS)和膀胱疼痛综合征/间质性膀胱炎(BPS/IC)之间存在关联。经直肠超声(TRUS)引导的前列腺活检和开放尿道成形术后，特别是后路狭窄矫正后，ED 的风险增加。盆腔手术，尤其是肿瘤性疾病，如根治性前列腺切除术(RP)或根治性膀胱切除术和结直肠手术，可能会对勃起功能和整体性健康产生负面影响。

(三)危害

ED 的存在增加了心血管事件发生的风险，包括心肌梗死、脑血管事件等。ED 可以提高男性糖尿病患者无症状心血管疾病筛查的敏感性。勃起功能障碍显著增加了心血管疾病、冠心病和中风的风险。此外，最近的一项前瞻性队列研究结果显示，ED 是房颤发生的独立预测因子。因此，ED 可作为冠状动脉和周围血管疾病的早期表现，应被视为心血管疾病的潜在警告信号。表 8-1 所示为心脏风险分层列表。

表 8-1　心脏风险分层

低风险	中风险	高风险
无症状，<3 个冠心病危险因素（性别除外）	≥3 个冠心病危险因素（性别除外）	高风险的心律失常
轻度、稳定性心绞痛	稳定性心绞痛	不稳定或难治性心绞痛
陈旧性心梗	近期心肌梗死史（2～6 周）	急性心肌梗死史 2 周内
充血性心力衰竭或左心室功能障碍（NYHA class Ⅰ or class Ⅱ）	充血性心力衰竭或左心室功能障碍（NYHA class Ⅲ）	充血性心力衰竭或左心室功能障碍（NYHA class Ⅳ）
冠状动脉血运重建后	动脉粥样硬化疾病的非心脏后遗症（如中风、周围血管病）	肥厚性梗阻性和其他心肌病
可控制的高血压	—	无法控制的高血压
轻度的瓣膜病	—	中-重度的瓣膜病

(四)机制

阴茎勃起组织，特别是海绵体平滑肌和小动脉动脉壁的平滑肌在勃起过程中起到重要作用。在疲软状态下，这些平滑肌存在张力性收缩，仅有少量的血流供应，维持营养运输，血氧分压大约为 35 mmHg。在寒冷天气和注射去氧肾上腺素时会引起疲软状态下的阴茎进一步收缩，说明疲软状态下的阴茎处于中等收缩状态。

性刺激会引起海绵体神经末梢神经递质的释放，导致平滑肌松弛并引发下列事件：①舒张期和收缩期血流均增加，微小动脉和动脉扩张；②海绵窦扩张存留的血液；③白膜下静脉丛受压，静脉回流减少；④白膜伸展容积增加，导致内外层之间的导静脉闭塞，进一步减少静脉回流至最少的程度；⑤阴茎血氧分压增加（达到 90 mmHg），海绵体内压力增加至大约 100 mmHg，使阴茎从疲软状态变为坚挺勃起状态；⑥坐骨海绵体肌收缩，进一步使压力增加(可达到几百毫米汞柱),阴茎呈坚硬的勃起状态。

（五）分类

1.心理性 ED

正常性交除了要求配偶双方有健全的生理功能之外,还要求心理上无异常,任何抑制兴奋性或分散性心理的因素,如夫妻关系不融洽、性刺激不适当或不充分、存在不良性经历等,都将导致性活动反应的中断,引起性功能障碍。

2.器质性 ED

(1)动脉性:阴茎勃起需要阴茎动脉血流明显增加。因此,任何动脉血管疾病都可能影响血流速度,使阴茎海绵体供血不足导致 ED 的发生。最常见的动脉病变是动脉粥样硬化。

(2)静脉性(海绵体):静脉闭合是阴茎勃起的基本过程,静脉性 ED 通常有异常静脉通道和静脉闭塞障碍的原因。

(3)神经性:由于勃起是性刺激下的神经血管活动,任何影响大脑、脊髓、海绵体神经、阴部神经、神经末梢、小动脉及海绵体上的感受器的创伤和疾病都可能导致神经性 ED。

(4)内分泌性:性腺功能减退症、甲状腺疾病、糖尿病、高乳素血症等内分泌疾病可引起内分泌性 ED。

二、疾病预防、诊断、治疗和康复

（一）预防

ED 的预防包括:①避免各种性刺激,停止性生活一段时间,有利于意志的调节和疾病的康复。②对夫妻双方进行普及性知识教育,缓和双方关系,减轻对性生活的焦虑心理,减少心理性 ED 的发生。③戒除手淫的不良习惯,切勿恣情纵欲,贪色无度。④坚持日常运动,争取有规律的生活,保证充足的睡眠。⑤治疗慢性前列腺炎等慢性疾病、长期慢性炎症刺激、会阴区不适可对患者心理产生一定的不利影响从而导致 ED。⑥高血压、糖尿病患者是 ED 的高危人群,高血压、糖尿病患者应积极控制血压及血糖。

（二）诊断

1.病史

病史包括以前和现在的性关系、目前的情绪状态、勃起问题的开始和持续时间,以及以前的咨询和治疗。应该详细描述性刺激和清晨勃起的僵硬程度和持续时间,以及性欲、唤起、射精和高潮等问题。有效的心理测量问卷,如国际勃起功能指数(international index of erectile function,IIEF)或其简短版本,即男性性健康调查表(SHIM),评估不同的性功能领域(性欲、勃起功能、高潮功能、性交满意度和整体满意度)。

2.体格检查

虽然在大多数病例中,体格检查可能无法鉴别性功能障碍的病因,但仍然是评估的必要组成部分,包括对药物危险因素、并存病的初筛,如身体体形(第二性征)、心血管、神经、生殖系统的评价,尤其是生殖系统以及第二性征。性以及生殖器的发育评估偶尔会暴露出性功能障碍的显而易见的原因,如小阴茎、阴茎痛性勃起、阴茎硬结症。那些有确定的遗传病的患者,如 Kallmann 病或 Klinefelter 病患者可能表现出明显的性腺功能减退的体征以及特有的体形。那些神经变性紊乱以及糖尿病的患者可能提供外周神经系统病变的证据。

3.实验室检查

实验室检查必须根据患者的投诉和风险因素进行调整。如果患者在过去 12 个月内没有进行过空腹血糖或 HbA1c 和脂质谱检测,则应进行空腹血糖或 HbA1c 和脂质谱检测。激素测试应包括空腹状态下清晨的总睾酮。对 50 岁以上有前列腺癌家族史的患者进行 PSA 检测。

4.辅助检查

(1)夜间阴茎肿胀和刚性试验:夜间阴茎膨胀和刚性(NPTR)测试采用夜间监测装置,测量勃起发作次数、肿胀(由应变计测量的周长变化)、最大阴茎僵硬度和夜间勃起持续时间。NPTR 评估应至少检测两个晚上。功能性勃起机制是指阴茎尖端记录的至少 60% 硬度的勃起事件,持续 10 分钟。NPTR 是区分心理性 ED 和器质性 ED 的"金标准"。

(2)海绵内注射试验提供的关于血管状态的信息有限。阳性测试是指在海绵体注射后 10 分钟内出现刚性勃起反应(阴茎不能弯曲)并持续 30 分钟。

(3)阴茎动态多普勒超声是一种二级诊断性检查,专门研究勃起功能的血流动力学、病理生理学。因此,在临床实践中,它通常应用于怀疑有潜在的血管源性 ED 病因的情况,如糖尿病、肾移植、多个伴随的 CV 危险因素和(或)明显的周围血管疾病,以及对口服治疗反应差。收缩期峰值血流量大于 30 cm/s,舒张末期流速小于 3 cm/s,阻力指数大于 0.8 被认为是正常的。

(4)阴部动脉造影仅适用于考虑进行阴茎血管重建的患者。最近的研究提倡在 ED 和孤立性阴茎动脉狭窄患者的阴茎动脉成形术之前使用计算机断层扫描血管造影作为诊断程序。

(三)治疗

1.非特异性治疗

非特异性治疗包括磷酸二酯酶 5 型(PDE5)抑制剂、真空吸引装置和海绵体内注射。

(1)口服药物:①西地那非是第一个上市的 PDE5 抑制剂。推荐的起始剂量为 50 mg,并应根据患者的反应和不良反应进行调整。西地那非在给药后 30～60 分钟有效,疗效可维持 12 小时。②他达拉非在给药 30 分钟后开始起效,约 2 小时后达到最佳疗效。药效可维持 36 小时且不受食物影响。通常,他达拉非按需服用剂量为 10 mg 和 20 mg 或每日 5 mg。推荐的按需起始剂量为 10 mg,并应根据患者的反应和不良反应进行调整。③伐地那非在给药 30 分钟后开始起效,油腻的食物会降低其疗效。推荐的起始剂量为 10 mg。④阿凡那非是一种高度选择性的 PDE5 抑制剂,与其他类型 PDE 抑制剂相比,阿伐那非具有较高的 PDE5 抑制率。推荐的起始剂量为 100 mg,在性行为 15～30 分钟前服用,剂量可根据疗效和耐受性进行调整。

（2）海绵体内注射药物：前列地尔（前列腺素 E1）可使平滑肌松弛，血管扩张，并通过升高细胞内 cAMP 水平来抑制血小板聚集。其不良反应包括阴茎红斑、阴茎灼烧，疼痛通常在两小时内消退。

（3）冲击波疗法：LI-SWT 可显著增加轻度血管源性 ED 患者的 IIEF 和勃起硬度评估（erection hardness score，EHS），即使是 PDE5 抑制剂无反应或反应差的严重 ED 患者，LI-SWT 也可以改善勃起质量。

（4）真空勃起装置（VED）：提供海绵体的被动充血，同时在阴茎基部放置一个收缩环，将血液保留在海绵体内。最常见的不良事件包括疼痛、无法射精、瘀点、擦伤和麻木。

2.手术治疗

（1）血管重建：对于盆腔或会阴创伤的年轻患者，手术阴茎血管重建有 60%～70% 的长期成功率。狭窄必须经阴茎药物动脉造影术证实，禁忌证为实体静脉阻塞功能障碍。

（2）阴茎假体植入：对于以下患者，可以考虑手术植入阴茎假体：①不适合不同的药物治疗或更喜欢确定的治疗；②对药物治疗无反应。目前可用的两种类型的阴茎植入物包括可充气植入物（两件和三件）和半刚性植入物（可塑、机械和软柔性）。两件式可充气假体对于那些因储体放置（如以前的腹部手术）存在并发症高风险的患者来说是一个可行的选择。半刚性假体可使阴茎牢固，可手动置于勃起或松弛状态，具有简单植入技术的优点，也便于患者使用。相反，它们会有非自然的持续勃起和隐蔽性降低的缺点。阴茎假体植入主要有两种手术途径，即阴茎阴囊和耻骨下。阴茎假体植入的两大并发症是机械故障和感染。糖尿病等患者可发生远侧体、尿道、龟头或其他结构的邻近侵蚀，龟头缺血和坏死。

（四）康复

1.改变生活方式

良好的生活方式是治疗 ED 的重要措施之一，特别是对于心血管疾病或代谢性疾病（如糖尿病、高血压等）的患者。戒烟、适度有氧运动、合理膳食、控制体重等对勃起功能有良好的改善作用。

2.性心理治疗

多数勃起功能障碍患者存在心理性因素，所以心理治疗是十分必要的，最好夫妻双方共同参与性心理治疗，解除焦虑，增进夫妻间沟通与交流，提高从语言交流到非语言交流的技巧，逐步改善夫妻关系和性功能。

三、医工交叉应用的展望

阴茎假体植入按照阴茎假体植入类型进行区分，主要分为三种，即单件套、两件套、三件套等。单件套实际上是在阴茎海绵体内植入硅胶银丝棒，假体本身存在一定硬度，不可膨胀，但可以弯曲。

为了比较好地模拟阴茎勃起生理过程，二件套和三件套均为可膨胀式假体，通过注水可以使假体膨胀和勃起。因此，此类假体是通过手挤压泵体方法使水充盈，从而使阴

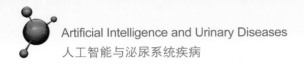

茎勃起,而不需要勃起时就将假体内水排出。

※ 拓展阅读 ※

  Beheri 在 1966 年,Pearman 在 1972 年,分别报道了使用赫格尔(Hegar)扩张器扩张海绵体,在海绵体内植入聚丙烯及硅胶假体的手术。Ebbenhoj 和 Wagner(1979年)应该被认为是率先在诊断性海绵体影像技术的基础上,使用现代外科技术治疗海绵体组织引流异常的外科医生。Mikal(1980 年)则被看作勃起障碍现代血管外科手术之父,他在 20 世纪 70 年代提出了多种动脉血管重建手术治疗 ED。另一个血管重建手术的先驱是 Virag,他在 1982 年首先提出了背深静脉的动脉化手术。

  阴茎血管外科手术,特别是阴茎血管重建及阴茎静脉的手术仅适用于少部分精心选择的 ED 患者。例如,在有明确阴茎海绵体血管外伤的年轻 ED 患者中,血管重建手术疗效非常明显。血管重建手术失败的部分原因是许多 ED 患者有明显的终末器官性疾病,即使血管病变只是该疾病发展的一部分,血管重建手术也是注定要失败的。而且,在一些动脉手术中,因动脉系统受损行血管重建术,术后的血流灌注常常不佳。阴茎海绵体是高阻力部位,除非海绵体组织的血流灌注充分,否则血管重建手术将难免失败。阴茎血管手术也适用于引流海绵体的生殖静脉的异常。但由于大部分施行静脉手术的 ED 患者的海绵体病变较明显,减少静脉流出的阴茎血管手术常常仅能暂时和部分缓解病情。

参考文献

  [1](美)魏恩.坎贝尔-沃尔什泌尿外科学[M].9 版.郭应禄,周利群,译.北京:北京大学医学出版社,2009.

  [2]孙颖浩.中国泌尿外科和男科疾病诊断治疗指南[M].北京,科学出版社,2019.

第二节　精索静脉曲张

学习目的

1.了解精索静脉曲张的危险因素及其病理生理机制。

2.熟悉精索静脉曲张诊断及分期。

3.掌握精索静脉曲张的治疗。

案例

患者男性,21 岁,因"查体发现左侧精索静脉曲张 1 年"入院。

现病史:患者 1 年前查体发现左侧精索静脉曲张,无下腹部不适,无血尿、尿急、尿痛,未行治疗。现为求进一步治疗来我院,门诊以"双侧精索静脉曲张"收入院。患者自发病以来,饮食睡眠正常,大小便正常,体重无明显变化。

既往史:未见明显异常。

查体:腹软,无压痛,无反跳痛,双侧输尿管行进区无压痛,耻骨联合上膀胱区无压痛,双肾区无压痛,无叩击痛,左侧阴囊可触及增粗迂曲血管,无触痛,反流试验阳性。

入院诊断:左侧精索静脉曲张。

入院检查:B 超显示左侧精索静脉曲张。

术前诊断:左侧精索静脉曲张。

手术方式:B 超血管多普勒显微镜下左侧精索静脉结扎术。

麻醉方式:全身麻醉。

手术过程:麻醉成功后,患者取平卧位,常规消毒,铺无菌手术单。取左侧腹部外环口上方斜行切口,长约 1 cm,依次切开各层,探查寻及左侧精索,游离近端及远端后 8 号导尿管,将其提出切口外。打开精索外筋膜,分离开输精管及其附属动静脉并注意保护,显微镜下打开精索内筋膜及其表面脂肪和淋巴管,仔细观察,钝性及锐性分离,血管多普勒辅助寻及 1 支精索内动脉,予以保护;寻及 7 支精索内曲张静脉,粗者直径约 5 mm,注意保护淋巴管及神经,将静脉结扎并切断。查无明显曲张静脉残留及其他异常后,冲洗创面,仔细止血,逐层关闭切口。手术顺利,麻醉满意,患者术中及术后生命体征稳定,安返病房。沙袋压迫刀口 6 小时。

思考题

如何利用医工交叉技术,在精索静脉曲张手术中更准确地区分动脉、静脉、淋巴?

案例解析

一、疾病概述

(一)定义

精索静脉曲张(varicocele)是一种血管病变,指精索内蔓状静脉丛的异常扩张、伸长和迂曲,可导致疼痛不适及睾丸功能减退,是男性不育的常见原因之一。

(二)流行病学

精索静脉曲张在普通男性人群中的患病率为 10%～15%。国内报道,6～19 岁青少年的总患病率为 11%。精索静脉曲张通常发生在左侧,占 77%～92%,双侧为 10% 左右,单纯发生于右侧的少见。原发性不孕症男性精索静脉曲张的发生率为 35%～44%,

而继发性不孕症男性精索静脉曲张的发生率为 45%～81%。

（三）危险因素

精索静脉曲张按病因可分为原发性和继发性。原发性多见，病因不明，直立或行走时明显，平卧休息后可缓解；继发性少见，是由于左肾静脉或下腔静脉病理性阻塞、外在压迫等原因，造成精索静脉回流障碍所致，平卧后不能缓解。精索静脉曲张有遗传倾向，许多患者的父亲和兄弟也患有此病。

（四）机制

1.左侧多于右侧

（1）左侧精索内静脉的血液先要流入左肾静脉，转道左肾静脉再流入下腔静脉抵达心脏，而右侧精索内静脉的血液直接流进下腔静脉，路途比左侧短，血液回流显得顺利。

（2）左侧精索内静脉呈直角，与左肾静脉吻合，而右精索内静脉与下腔静脉斜向吻合，血流相对较畅通。

（3）精索静脉内有多个静脉瓣膜，可阻止血液的倒流。但左侧精索内静脉与左肾静脉连接处缺乏瓣膜，易发生左肾静脉内血液向左精索内静脉倒流，从而妨碍血液回流。

（4）左精索内静脉内血液跨越脊柱汇入下腔静脉，并且途中可受到乙状结肠和绕过肾静脉的精索内动脉压迫，肠系膜上动脉、腹主动脉、髂总动脉的搏动连续地撞击左肾静脉和精索内静脉，阻碍左侧精索内静脉血液回流。

2.造成不育的机制

（1）曲张静脉内血液滞留，造成睾丸局部温度增高而影响精子生成。

（2）血液滞留影响睾丸的血液循环，使睾丸缺乏必要的营养供应和供氧而影响精子发生。

（3）左侧精索内静脉血液的逆流，将肾上腺和肾脏分泌的代谢产物如类固醇、儿茶酚胺、5-羟色胺等带到睾丸。类固醇可抑制精子发生，儿茶酚胺可使睾丸慢性中毒，5-羟色胺可引起血管收缩，不成熟精子过早脱落及男性不育。

（4）上述因素也能影响睾丸间质的内分泌功能，干扰精子发生。

（5）左侧精索静脉曲张也会影响右侧睾丸功能，两侧睾丸静脉血管有丰富的吻合，左侧血液中的毒素可以到右侧而影响右睾丸的精子发生。

（五）分级

精索静脉曲张分为三度，即Ⅰ度（体积小，仅在进行堵鼻鼓气动作时可以触及）、Ⅱ度（体积中等大，不进行堵鼻鼓气动作便可以触及）、Ⅲ度（体积大，肉眼可见）。精索静脉曲张分级详见表 8-2。

表 8-2　精索静脉曲张分级

临床分级	体格检查	B 超		
		静脉内径（DR）/mm	Valsalva 试验	反流时间（TR）/s
亚临床型	触诊阴性 Valsalva 试验阴性	1.8～2.1	反流	1～2
Ⅰ度	触诊阴性 Valsalva 试验可触及曲张血管	2.2～2.7	反流	2～4
Ⅱ度	正常立位触及曲张血管 视诊未见明显异常	2.8～3.1	反流	4～6
Ⅲ度	正常立位触及曲张血管 视诊可见曲张血管	≥3.1	反流	≥6

二、疾病预防、诊断、治疗和康复

（一）预防

精索静脉曲张的预防包括：①穿紧身内裤，可以减轻睾丸的坠胀感。②精索静脉曲张多见于青春期或刚刚开始性生活的青年男性，适度控制手淫和性生活的频次，可以明显减轻精索静脉曲张的症状。③控制饮食，少饮酒及少食辛辣食物。

（二）诊断

精索静脉曲张可表现为患侧阴囊部持续性或间歇性的坠胀感、隐痛和钝痛，站立及行走时明显，平卧休息后减轻。但多数患者无明显不适，只是在体检时发现阴囊内无痛性蚯蚓状团块（迂曲、扩张的静脉丛），还有一大部分患者是因为不育就诊。

被检查者分别取仰卧位和站立位，伴或不伴堵鼻鼓气动作（Valsalva 动作），表现为睾丸上方（有时环绕睾丸周围）可压缩的团块，精索静脉曲张的经典描述是密集的静脉（蠕虫袋），当患者取仰卧位时压力减轻。

彩色多普勒超声检查：精索静脉曲张的首选辅助检查手段，有助于诊断及疾病分型，可以准确判定精索内静脉中的血液反流现象，具有无创伤、可重复性好、诊断准确等特点。

CT、MRI：一般不推荐，但有助于继发性精索静脉曲张寻找病因。

血管造影：精索内静脉造影对手术有帮助。

睾丸功能的评价：对不育患者或有生育要求者还会进行精液检查，以及检测血清总睾酮、血清卵泡刺激素（FSH）、黄体生成素（LH）、泌乳素（PRL）、雌激素（E）、血清抑制素B等指标。

（三）治疗

1.药物治疗

（1）针对精索静脉曲张的药物：①七叶皂苷类：具有抗炎、抗渗出、保护静脉管壁的胶原纤维作用,可逐步恢复静脉管壁的弹性和收缩功能,增加静脉血液回流速度,降低静脉压,从而改善由精索静脉曲张所引起的症状,如睾丸肿胀、疼痛等。②黄酮类:具有抗氧化作用,可快速提高静脉张力,降低毛细血管通透性,提高淋巴回流率,减轻水肿,可改善精索静脉曲张引起的疼痛症状。

(2)针对局部疼痛不适患者,可以使用非甾体抗炎药。有研究表明,这类药物能够在一定程度上缓解由精索静脉曲张引起的相关症状,还可以改善部分患者的精液质量。

(3)改善精液质量的药物:对于合并生殖功能损害且有生育要求的患者,可使用促进精子发生、改善精液质量的药物。

2.手术治疗

(1)适应证:①精索静脉曲张导致不育。②重度精索静脉曲张伴有明显症状:站立后即感到阴囊坠胀痛,检查发现睾丸明显缩小。③精索静脉曲张伴睾丸缩小的青少年。④轻度精索静脉曲张,但精液分析异常、睾丸缩小、质地变软。⑤精索静脉曲张伴有非梗阻性少精症。

(2)手术获益:手术精索静脉曲张结扎术显著改善了精液参数异常的男性的精液参数,包括精子发生不足或睾丸病理上成熟(精子细胞)迟滞的非梗阻性无精子症(nonbstructive azoospermia,NOA)男性。48%~90%的患者行精索静脉曲张切除术后疼痛缓解。

在无精子症患者中,精索静脉曲张结扎术可能导致精液中出现精子。在一项研究中,对患有NOA的男性进行显微静脉曲张结扎术,术后射精中发现精子,随后自然怀孕或辅助怀孕的概率增加,对精子提取率(SRRs)和卵质内单精子注射(intracytoplasmic sperm injection,ICSI)结果有进一步的有益影响。

一项对行手术精索静脉曲张结扎术治疗与未治疗对照结果的分析显示,手术后性腺功能低下患者的平均睾酮水平增加。

(3)手术方式:传统经腹股沟途径、经腹膜后途径、经腹股沟下途径精索静脉结扎术,显微技术腹股沟途径或腹股沟下途径精索静脉结扎术,腹腔镜精索静脉结扎术,静脉栓塞术。

在不同的精索静脉曲张结扎术技术中,显微外科手术是最有效的,但缺乏大型前瞻性随机对照研究。显微外科修复的并发症更少,复发率更低。然而,这一过程需要显微外科训练。放射技术(硬化治疗和栓塞)是广泛使用的微创方法,但与显微镜下的精索静脉曲张结扎术相比,复发率更高。机器人辅助的精索静脉曲张结扎术与显微镜下的精索静脉曲张切除术具有相似的成功率,但缺乏更大规模的前瞻性随机研究。

1)显微技术外环下精索静脉结扎术:①优点:a.显示细静脉侧支,尤以提睾肌静脉、动脉周围静脉丛、额外的精索静脉和引带静脉侧支显示清楚;b.睾丸动脉放大10~15倍时可见动脉及其多条细支;c.认清淋巴管,避免术后水肿发生;d.保留输精管及其动脉、静脉。②缺点:a.以直视的方式观察血管搏动来区分动脉、静脉;b.由于解剖结构变异、细小动脉分支、血压等多种因素会导致动脉搏动不佳;c.往往致使术中误扎动脉,尽管术中误扎动脉可能不会引起睾丸萎缩,但是会损伤曲细精管,影响生精功能;d.静脉结扎不彻底而导致复发。

2）腹腔镜精索静脉结扎术：①优点：靠近肾静脉处显露精索内静脉，只1～2支，与睾丸动脉距离较远，未愈/复发率为6%～15%。②缺点：相比于显微镜精索静脉结扎术，腹腔镜手术术中分离精索动脉和淋巴管较困难，导致术后发生阴囊水肿等并发症的比例增加，创伤大，恢复较慢，复发率增加。

（4）预防性治疗：在患有精索静脉曲张的青少年中，过度治疗有很大的风险，且大多数患有精索静脉曲张的青少年在以后的生活中没有问题。预防性治疗只建议在一系列临床或多普勒超声检查和（或）异常精液分析证实睾丸生长恶化的情况下进行。

（5）并发症：精索静脉切除可能的并发症有鞘膜积液形成、精索静脉曲张再发（曲张静脉减压失败）、睾丸梗死（萎缩）。鞘膜积液的发生是由于没能保留与精索伴行的淋巴管，腹膜后结扎较易发生鞘膜积液，尤其是在进行了大量的结扎后。而静脉栓塞则少见鞘膜积液发生，显微外科操作较少发生减压失败或精索静脉曲张的复发。

（四）康复

生活方式和饮食的调节：如控制烟酒、清淡饮食、避免做增加腹压的运动，能一定程度上改善精液质量。

物理疗法：降温疗法和使用阴囊托带。

三、医工交叉应用的展望

虽然我国真正将显微外科技术应用于男科起步较晚，但是由于重视度相当高，男科显微手术也得到了迅速发展。我国从1981年开始开展显微自体睾丸移植术，手术成功率高达97%。1985年，王玲珑等报告14例自体睾丸移植，术后睾丸一直发育良好；随后，显微技术在男科手术中的应用越来越广泛。2011年，邓春华教授等在国内率先开展了显微精索去神经术，使得久治不愈的特发性慢性睾丸痛的一例患者的疼痛症状完全缓解，且无并发症，术后12个月随访未见疼痛再发。随后又应用显微技术行外环下精索静脉结扎术治疗精索静脉曲张，手术安全、有效，复发率为0～2%，并发症也明显减少。

在过去的5～10年里，生殖医学是现代医学发展最快的几个领域之一，显微外科技术在其中扮演了重要的角色。显微外科的睾丸取精技术和显微外科附睾取精技术联合体外受精和卵细胞内精子注射技术的辅助生育技术使由于生精功能障碍所致的非梗阻性无精症的治疗成为现实，而这在以往被认为是不能治疗的。与此同时，显微外科输精管吻合和输精管附睾吻合的技术革命也使其治疗梗阻性无精症的效果得到显著改善，成为现在治疗梗阻性无精症的首选方法，为男性不育的治疗开辟了新的窗口。

随着现代医学科学的精细化程度越来越高，国内发展了不少专业的男科医院，男科疾病精细化诊疗成为一个必然趋势。很多传统技术不能解决的疑难男科疾病可以借助显微外科手术来实现。例如，阴茎背神经过于敏感造成的早泄，可以采用显微镜下的阴茎背神经微控术实现有效的治疗；阴茎无法充血导致的勃起功能障碍，可以采用显微镜下的阴茎动脉搭桥术、显微阴茎静脉阻断术等，让男性迅速恢复正常勃起功能；包皮过长、包茎等，可采用韩式无痛整形美容术来达到无痕与美观的治疗效果；传统方法无法治

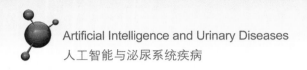

疗的阴茎短小,可以采用阴茎延长术、阴茎增粗术让阴茎延长、增粗到理想状态;很多疑难男科不育通过显微外科手术可以成功治愈。

参考文献

[1](美)魏恩.坎贝尔-沃尔什泌尿外科学[M].9 版.郭应禄,周利群,译.北京:北京大学医学出版社,2009.

[2]孙颖浩.中国泌尿外科和男科疾病诊断治疗指南[M].北京:科学出版社,2019.

第三节 早 泄

学习目的

1.了解早泄危险因素及其病理生理机制。

2.熟悉早泄诊断及分期。

3.掌握早泄的治疗。

案例

患者男性,21 岁,以"早泄 3 年余"为主诉。

现病史:患者自诉 3 年前出现早泄,性生活 2～3 分钟内射精,平素性格内向,精神紧张,工作压力大,时感疲倦乏力,平素熬夜、饮酒,喜食肥厚、油腻、辛辣食物,形体偏胖,尿黄有异味,大便黏滞不畅,睡眠差,多梦,头晕健忘。

思考题

医工交叉的研究进展在早泄的诊断中有哪些应用?

一、疾病概述

(一)定义

目前,对于早泄(premature ejaculation,PE)的定义尚有争议。国际性医学会以循证医学为基础,对其定义如下:男性从初次性交开始,射精往往或总是在插入阴道前或插入阴道后大约 1 分钟以内发生(原发性早泄);或者射精潜伏时间显著缩短,通常小于 3 分钟(继发性早泄);此外,总是或几乎总是不能控制/延迟射精且容易产生消极的身心影响,如苦恼、忧虑、沮丧和(或)躲避性生活的一类疾病。

(二)流行病学

美国国家健康和社会生活调查(National Health and Society Life Survey,NHSLS)

发现,早泄患病率分别为 30%(18～29 岁)、32%(30～39 岁)、28%(40～49 岁)和 55%(50～59 岁)。

(三)危险因素

PE 的病因尚不清楚,很少有数据支持研究者所提出的生物学和心理学假说,包括焦虑、阴茎超敏性和 5-羟色胺受体功能障碍。PE 可分为四类,即先天性 PE、获得性 PE、可变性 PE 和主观性 PE。其风险因素包括遗传易感性、整体健康状况差和肥胖、前列腺炎症、甲状腺机能亢进、泌乳素水平低、睾酮水平高、维生素 D 和维生素 B_{12} 缺乏、糖尿病、代谢综合征、缺乏运动、情绪问题和压力、抑郁症状、创伤性经历。有假说认为,终身 PE 的病理生理是由中枢和外周血清素能、多巴胺能、催产素能、内分泌、遗传和表观遗传因素的复杂相互作用介导的。获得性 PE 可能与心理问题,如性功能焦虑,心理或关系问题,以及合并发病率,包括 ED、前列腺炎和甲状腺机能亢进等相关。

PE 导致性关系满意度低、性交满意度低、性交放松困难、性交次数较少。然而,PE 的负面影响不仅仅是性功能障碍。早泄会对自信和与伴侣的关系产生不利影响,有时可能导致精神压力、焦虑、抑郁。此外,PE 还可能影响伴侣的性功能。尽管 PE 可能有严重的心理和生活质量后果,但很少有男性寻求治疗。在全球性态度和行为研究调查中,78% 有性功能障碍的男性拒绝就他们的性问题寻求专业帮助或建议,男性更有可能寻求 ED 治疗而不是 PE 治疗。

二、疾病预防、诊断、治疗和康复

(一)预防

平时注重个人卫生,避免前列腺炎的发生,体检发现甲状腺或盆腔疾病时及早就医可避免疾病进一步发展。

(二)诊断

PE 的诊断基于患者的病史和性史,如持续射精 1 分钟或更少的阴道插入、为期至少 6 个月、75%～100% 的时间早泄,这种情况导致患者产生显著的临床痛苦、性挫折、不满、或伴侣之间的紧张。上述情况不能被更好地解释为另一种非性精神障碍、药物或非法药物使用或医疗状况。病史应将 PE 分为先天的或后天的,并确定 PE 是情境性的(在特定的情况下或与特定的伴侣)还是持续的。应特别注意射精的持续时间、性刺激的程度、对性活动和生活质量的影响以及药物的使用或滥用。

1.阴道内射精潜伏期

阴道内射精潜伏期是一种客观的诊断标准和治疗结果的衡量标准,但不适用于非性交性行为中经历 PE(如手淫、口交或肛交)的评估。

2.早泄评估问卷

(1)早泄诊断工具(PEDT):一份五项问卷,基于来自美国、德国和西班牙的焦点小组和访谈,评估控制力、频率、最小刺激、窘迫和人际交往困难。总分大于 11 分提示 PE,9 分～10 分提示 PE 的可能诊断,8 分以下提示 PE 的可能性较低。

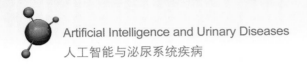
（2）阿拉伯早泄指数（AIPE）：一份由沙特阿拉伯开发的七项问卷，评估性欲、充足性交时的硬勃起、射精时间、控制、患者和伴侣的满意度、焦虑或抑郁。鉴别 PE 诊断的分值为 30 分（范围 7~35 分）。PE 的严重程度分为重度（7~13 分）、中度（14~19 分）、轻度至中度（20~25 分）和轻度（26~30 分）。

3.体格检查

体格检查是男性 PE 初步评估的一部分。它可能包括对泌尿、内分泌和神经系统进行集中检查，以确定与 PE 或其他性功能障碍相关的潜在疾病，如内分泌病、佩罗尼氏病、尿道炎或前列腺炎。实验室或生理检测应根据病史或体格检查的具体结果进行，不推荐常规检测。

（三）治疗

在开始任何治疗之前，首先要定义 PE 的亚型和彻底讨论患者的期望值。药物治疗被视为终身 PE 患者的一线治疗，获得性 PE 患者的最初目标是治疗潜在病因（如 ED、前列腺炎、LUTS、焦虑和甲状腺机能亢进）。对不耐受药物治疗或联合药物治疗的 PE 患者，也可考虑心理治疗。然而，关于性心理干预的有效性和它们在 PE 中的长期结果的证据强弱是未知的。

1.药物疗法

在终身 PE 中，推荐使用行为治疗联合药物治疗。达泊西汀是许多国家（除了美国）批准用于终身和获得性 PE 的首选按需口服药物。利多卡因和普罗卡因的计量雾化喷雾剂是欧洲药品管理局（European Medicines Agency，EMA）正式批准用于终身 PE 按需治疗的首个外用配方。每日或按需使用选择性 5-羟色胺再摄取抑制剂（SSRIs）和氯丙咪嗪，以及按需局部使用麻醉药物对 PE 一直显示出疗效。但药物治疗的长期结果尚不清楚。

（1）选择性 5-羟色胺再摄取抑制剂：射精由脊髓射精发生器控制，5-羟色胺参与射精控制，其抑制射精的作用可能归因于 5-HT1B 和 5-HT2C 受体的激活，包括脊髓和脊上。因为受体脱敏发生需要时间，射精延迟可能在药物摄入后几天开始，但在 1~2 周后更明显。尽管疗效可能维持数年，但 6~12 个月后可能出现快速耐受性（慢性给药后对药物反应下降）。SSRIs 常见的不良反应包括疲劳、困倦、打哈欠、恶心、呕吐、口干、腹泻和出汗。

（2）达泊西汀：盐酸达泊西汀是一种短效 SSRI，具有适合 PE 按需治疗的药代动力学特性。它具有快速的 T_{max}（1.3 小时）和较短的半衰期（24 小时后清除率为 95%）。治疗相关的不良反应是剂量依赖性的，包括恶心、腹泻、头痛和头晕。

（3）氯米帕明：氯米帕明是最能产生 5-羟色胺的三环抗抑郁药，是一种治疗 PE 的有效药物。性交前 2~6 小时按需使用氯丙咪嗪 15 mg，可显著改善阴道内射精潜伏期褶皱变化。最常见的不良反应有恶心、头晕。

（4）局部光学麻醉剂：局部使用脱敏剂降低阴茎龟头的敏感性，从而推迟射精潜伏期，但不会对射精感觉产生不利影响。

（5）利多卡因/丙氯卡因乳膏：利多卡因/丙氯卡因乳膏显著增加了秒表测量的阴道

内射精潜伏时间(intravagina ejaculation latency,IELT),但会导致阴道麻木。同时,这些化学物质可能会对新鲜的人类精子产生细胞毒性作用。因此,建议患者在将药膏涂在阴茎上后使用安全套,或者可以在性交前清洗阴茎以清除残留的活性化合物。

(6)利多卡因/丙氯卡因喷雾剂:利多卡因/丙氯卡因喷雾剂是一种计量气溶胶喷雾剂,含有利多卡因(150 mg/mL)和丙氯卡因(50 mg/mL)的纯基础形式。与外用药膏相比,已证明这种计量喷雾给药系统可将药物沉积在覆盖阴茎龟头的剂量控制的浓缩薄膜中,最大限度地减少神经阻塞和麻木的发生,而不会通过阴茎皮肤吸收。

(7)曲马朵:曲马多是一种中枢止痛剂,结合了阿片受体激活和再摄取,抑制血清素和去甲肾上腺素的作用。曲马多是一种轻度阿片受体激动剂,但它也对去甲肾上腺素和5-HT的转运体表现出拮抗特性。这种作用机制使曲马多有别于其他阿片类药物,包括吗啡。曲马多口服后易吸收,消除半衰期为5～7小时。

(8)磷酸二酯酶5型抑制剂(PDE5Is):尽管IELT没有明显改善,但西地那非可增加自信心、射精控制感和总体性满意度,减少焦虑和射精后实现第二次勃起的难治时间。一些荟萃分析表明,联合使用SSRI和PDE5Is可能比SSRI或PDE5I单药治疗更有效。

2.其他

其他治疗方法还包括阴茎根部自慰、振动器辅助启停练习、经皮功能性电刺激、经皮胫后神经刺激等。

(四)康复

具体的康复措施包括:①改变生活方式,控制或延迟射精的技巧,获得对性行为的信心,减少焦虑,促进夫妻之间的沟通和解决问题;②注意会阴部清洁,避免性疾病的发生进一步加重自身焦虑及紧张感;③日常病情监测:可自行在家中进行有计划的行为治疗,自测并记录阴道内射精潜伏期,观察恢复情况。

三、医工交叉应用的展望

早泄是一种常见的男性性功能障碍疾病,目前临床上有很多治疗方法,但个体效果差异较大。作为一种新兴的治疗方案,电刺激治疗常用于治疗神经系统疾病、盆底功能障碍等,临床疗效显著;对于早泄治疗,电刺激也具有效果显著、操作简单、副作用小和医疗成本低等优点。其中,包括神经肌肉经皮电刺激、经皮胫后神经电刺激、经肛门电刺激疗法、经穴位电刺激疗法。

神经肌肉经皮电刺激:射精的完成涉及球海绵体肌和坐骨海绵体肌的节律性收缩,抑制该过程可能有助于延迟射精。通过对盆底肌肉进行低频率的电刺激干预,改变平滑肌细胞膜两侧的电位差,使球海绵体肌和坐骨海绵体肌处于亚强直持续收缩状态,进而抑制自然收缩的节律,完成射精。

经肛门电刺激疗法:球海绵体肌和骨盆海绵体肌是在射精过程中起到重要作用的两组肌肉,均受会阴神经支配。肛门电刺激治疗时,电信号会通过直肠肠壁传导,刺激会阴神经,进而引起球海绵体肌和骨盆海绵体肌的收缩。规律的电刺激可以有效提升肌肉的

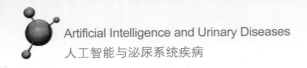

兴奋阈值,进而增强对射精的控制。

参考文献

[1](美)魏恩.坎贝尔-沃尔什泌尿外科学[M].9版.郭应禄,周利群,译.北京:北京大学医学出版社,2009.

[2]孙颖浩.中国泌尿外科和男科疾病诊断治疗指南[M].北京:科学出版社,2019.

第四节 男性不育

学习目的

1.了解男性不育的定义、危险因素及病理生理机制。

2.熟悉男性不育的诊断和治疗。

案例

患者男性,30岁,因"婚后不育6年"入院。

现病史:患者婚后不育6年,未采取避孕措施,就诊于当地医院,行前列腺液常规检查,提示WBC(2+),PC1(+),卵磷脂小体(2+)。精液常规检查提示:精子总数846.07×10^6/mL,密度141.01×10^6/mL,但活力为17.75%,活率为27.94%。

思考题

1.该患者不育的原因是什么?

2.医工交叉的研究进展在不育患者的治疗方面有什么新的应用?

一、疾病概述

(一)定义

不育是指一对性生活活跃、未采取避孕措施的夫妇在1年内无法自然怀孕,可分为原发性不育和继发性不育。原发性不育症是指从未有过孩子的夫妇,连续至少12个月未采取避孕措施而发生性行为后仍不能怀孕。继发性不育是指是指夫妻双方以前至少有一次怀孕(与同一或不同的性伴侣)而后1年内无法自然怀孕。

(二)危险因素

不育的危险因素包括:先天性或后天泌尿生殖畸形、性腺毒素感染(如放疗或化疗)、恶性肿瘤、泌尿生殖道感染、阴囊温度升高(如由于精索静脉曲张)、内分泌干扰、基因异常、免疫因素、高龄。

（三）病因

1.精子不能进入阴道

尿道下裂、阳痿、早泄等均可导致射精障碍。

2.精子生成障碍

先天性睾丸发育不全、腮腺炎并发睾丸炎、隐睾等均可导致精子生成障碍。

3.输精管阻塞

先天性输精管不发育，附睾及输精管结核可使输精管阻塞，阻碍精子通过。

4.精液异常

正常精液：2～6 mL，pH 值 7.2～8.0，精子密度大于或等于 2000 万/毫升。精子活动力：前向精子≥50%，或快速前向精子≥25%，正常形态精子≥30%。精液量过少（少于1 mL）、死精症或精液高黏性均可导致不育。

5.精索静脉曲张

精索静脉曲张时睾丸代谢产生的废物不能排出，废物毒性长期作用，导致精子生成障碍，产生少精子、活力低和畸形精子增多而导致不育。

6.全身性疾病

全身性疾病（如结核病、慢性支气管炎等）、长期酗酒、某些药物（如癌症化疗药、激素药物、部分胃药、秋水仙素等）和环境因素均可引起精子损害导致不育。

7.免疫、营养及代谢性因素

精子导致女方产生抗精子抗体，甲状腺疾病、糖尿病、营养失调、过分焦虑等均可导致不育。

8.生殖道感染

生殖道感染可导致输精管堵塞、精子损害、活力下降和产生抗精子抗体等，引起不育。

9.先天性异常疾病和内分泌异常

先天性异常如染色体异常，先天性精索或输精管不发育，内分泌异常均可导致不育。

10.原因不明

相当数量的患者未能找到不育的确切病因，这在临床上很常见。随着医学发展，较多病因逐渐被发现。

评价男性不育的目的：①是否可逆（可以纠正）；②不可纠正的是否可以应用丈夫精子通过辅助生殖技术（assisted reproductive technology，ART）技术解决；③丈夫精子不能应用ART 技术，是否劝说患者接受供者人工授精（artificial insemination，AI）或领养孩子；④是否有潜在的病理损害；⑤是否有可能影响患者或后代的基因或染色体异常。

理想的不育患者评价应该是能够找出造成不育的特异性原因，这种情况在某些患者可以实现，但许多精液异常的患者并不能找到明确的病因。如果可能的话，尽量采取针对病因的特异性治疗。但在无明确病因的情况下，经验治疗、子宫内人工授精（intranterine insemination，IUI）及体外授精（in vitro fertilization，IVF）仍然为重要的治疗手段。

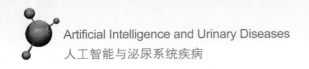

二、疾病预防、诊断、治疗和康复

(一)预防

男性不育的预防措施包括：①了解男性生理特征和保健知识，如发现不适，应及时诊治。②避免接触放射性物质、高温及毒物。③改变不良生活习惯，戒烟戒酒，不要吃过于油腻的东西。④重视婚前体检，早发现早治疗。

(二)诊断

应评估任何可能影响男性配偶生育的风险因素和行为模式。

1.性生活史

性生活史评估包括：①性生活中避孕及未采取避孕的时间。②避孕的方法。③性技巧：勃起能力、润滑剂(有些润滑剂可杀精)。④性交的频率及时间。

2.既往史

既往史评估包括：①发育史：有无隐睾、青春期开始的年龄、男性乳腺增生、泌尿系统或中枢神经系统有无先天性异常。②手术史：睾丸固定术，盆腔、阴囊、腹股沟或腹膜后手术，疝修补术，交感神经切除术，输精管切除术，阴囊损伤，脊髓损伤，睾丸扭转等。③病史：尿路感染、性传播疾病、病毒性睾丸炎、肾脏疾病、糖尿病、放疗、最近发生的纤维病变、附睾炎、结核或其他慢性疾病、嗅觉丧失、中线缺陷(腭裂)。④药物史：所有过去和现在正在使用的药物，许多药物可干扰生精、勃起或射精。⑤职业和习惯：化学品、高温、热水澡、蒸汽浴、放疗、吸烟、饮酒、吸毒和合成类固醇。⑥既往生育史：包括使其他配偶怀孕和生育后代。⑦以前有关不育的检查和治疗。⑧家族史：性腺低下、隐睾、先天性中线缺陷、囊性纤维病变。⑨女性生育史：包括与其他配偶怀孕及生育后代。⑩月经史、发现不孕的日期。

3.查体

生殖器检查：生殖器检查应予特别关注。阴茎检查应注意有无尿道下裂和痛性勃起。这些情况可能影响精子进入宫颈附近，减少阴道内精子的储存。阴囊内容物的检查应该在温暖的房间进行，站立检查以使提睾肌处于松弛状态。应仔细触诊睾丸以确定睾丸的连贯性和排除肿物的存在。因为睾丸内有 80％为曲细精管和生精成分，当这些成分减少后可造成睾丸体积缩小或睾丸萎缩。

睾丸容积缩小，不论单侧或者双侧，均可影响生精功能。附睾的头、体、尾也应仔细触诊检查。当有附睾硬结、囊性扩张时，提示有附睾梗阻的可能性。精液囊肿和附睾囊肿是常见的，但它们不会造成梗阻。输精管触诊可判断有无缺如和排除萎缩部位。

精索的检查：应注意有无精索静脉曲张。轻度精索静脉曲张(G1)仅在 Valsalva 动作时可以摸到。中度精索静脉曲张(G2)在患者站立位时可以触摸到，而重度精索静脉曲张(G3)患者站立位时透过阴囊皮肤可以看到，触诊可摸到。精索不对称，经 Valsalva 法更明显，说明有轻度精索静脉曲张存在，如提睾肌反射敏感或高位睾丸在 Valsalva 动作时轻轻牵拉睾丸可更准确地检查精索。平卧位下精索持续增粗和不对称，提示可能有精索脂肪瘤、腹膜后肿瘤或肾肿瘤,造成腔静脉梗阻。原发性精索静脉曲张平卧位后消失或缓解。

4.实验室检测

(1)精液分析:精液分析装置要求预先加热至 37 ℃,制作标本的载玻片和盖玻片也应预热至 37 ℃。为了准确比较同一患者不同的精液样本,精液采集前的禁欲时间必须保持一致。禁欲时间的差异可以影响精液检查的结果。据报道,性交后的前 4 天,精子密度以每天 25%的速度上升。精液量和精子总数也随着禁欲时间的延长而增加,但精子的活力和形态不受影响。禁欲超过 7 天,精子的密度也会减少。精液分析的结果也会有很大的差异,造成结果判断上的困难。精液采集时应使用清洁广口的瓶子。精液采集尽量在医院内进行,如在家中采集,应放在紧贴身体的口袋内,保持一定温度,尽快送到医院。

大多数样本通过手淫采集。手淫采集时应使用精液采集专用的避孕套,也可以在性交时采集。普通的乳胶避孕套可影响精子活力,有些避孕套还含有杀精剂。性交中断精液采集会造成初段精液的丢失以及细菌和阴道酸性分泌物的污染。精液的实验室检查应在精液采集的 1～2 小时内进行。对于精液参数差异较大的患者,应在 2～3 个月内进行追踪检查。

1)物理性状:新鲜射出的精液呈胶冻状,5～25 分钟内液化。精囊分泌的物质使精液呈胶冻状。有先天性双侧输精管缺如的患者常伴有精囊缺如或发育不全,这些患者的精液不能凝集,呈酸性,量较少。

2)精子计数:精子计数是指精浆中精子浓度,轻度少精子症大于等于 1000,少于 2000 万/毫升;中度少精子症大于等于 500 万/毫升,少于 1000 万/毫升;严重少精子症大于等于 100 万/毫升,少于 500 万/毫升;极度少精子症少于 100 万/毫升。

轻度弱精子症:进行性活动精子大于等于 30%,小于 50%。中度弱精子症:进行性活动精子大于等于 10%,小于 30%。重度弱精子症:进行性活动精子大于等于 1%,小于 10%。极度弱精子症:进行性活动精子小于 1%。

3)活率:活率是指鞭毛样运动精子的比率。要求最好在射精后 1～2 小时内,室温或体温保存精子,以避免精子活率的降低。应注意精子前向运动质量的评价。一般,精子活动率分为五级:0 级指精子无活率;1 级是指精子运动缓慢或无积极运动;2 级是指精子运动缓慢,迂曲前向运动;3 级是指精子中等速度直线运动;4 级是指精子快速直线运动。目前,大多数研究采用的是一种四级分级方法:"A"快速前向运动,"B"缓慢前向运动,"C"缓慢迂曲运动,"D"无运动。

4)形态学检查:精子的形态学检查对于精子生成的质量和生育能力的判断是一项很敏感的指标。畸形精子症指正常形态的精子不足 4%。

计算机辅助精液分析(computeraided sperm analysis,CASA):指应用半自动化技术进行个体化和数字化统计来获得精子动态图像。计算机系统可以检测到手工无法检测到的参数。曲线速率是每个精子在动态位置单位时间内运动的距离。直线速率是精子前向运动的速率。这种前向运动的检测与手工检测的前向运动有相关性。线性的确定是曲线速率除以直线速率。其他的检测还包括侧头精子、鞭毛击打频率和环形运动分析。超活跃活动是精子获能后的一种活动状态,此时精子头和尾大幅度移动,并且较慢或不动。

5)精液 pH 值:正常精液的 pH 值大于 7.2。这是酸性的前列腺液和碱性的精囊液平衡的结果。精液量少但 pH 值正常可以在一些正常男性中发生,也可能为精液采集不完全或逆行射精所致;而精液量少但 pH 值为酸性可能是由于射精管道病变或精囊缺如。

(2)激素测定:在睾丸功能缺乏的男性中,通常会出现高促性腺激素性腺功能减退症(也称为"原发性性腺功能减退症"),伴随着高水平的 FSH 和 LH,伴或不伴低水平睾丸激素。一般来说,FSH 水平与精原细胞数量呈负相关。当精原细胞缺失或明显减少时,FSH 水平通常升高;但成熟阻滞存在于精母细胞或精子细胞水平,FSH 水平通常在正常范围内。

(3)抗精子抗体:抗精子抗体可以组成混合体,直接结合不同的抗原。不同患者的抗体也可直接结合不同的抗原。抗精子抗体可以有不同的作用形式,有些抗原的抗体可以间接结合。目前,还不确定影响生育能力的抗原和抗体。临床上用的抗精子抗体检测无法确定特异性抗原,因此无法确定抗精子抗体是否影响生育。

(4)精子 DNA 碎片指数的测定:精子 DNA 断裂水平的增加会降低自然受孕的概率,精子染色质结构分析(sperm chromatin structure analysis,SCSA)和精子色散测试(sperm chromatin diffusion,SCD)是 DNA 片段评估的间接工具。精子染色质结构分析是研究最广泛的,也是检测 DNA 损伤最常用的技术之一。在 SCSA 中,DNA 损伤细胞的数量用 DNA 碎片指数(DNA fragmentation index,DFI)来表示,而在组蛋白-鱼精蛋白转变中存在缺陷的未成熟精子显示出高 DNA 染色率。

(5)基因检测:①性染色体异常,如 Klinefelter 综合征和变异体(47,XXY;46,XY/47,XX 镶嵌体)。②常染色体异常,如罗伯逊易位、相互易位、近着丝点倒置和标记染色体)。③囊性纤维化基因突变:囊性纤维化(cystic fibrosis,CF)是一种常染色体隐性疾病,4%的基因突变涉及位于染色体 7p 的 CF 跨膜电导调节基因(CFTR),它编码一种具有离子通道功能的膜蛋白,影响射精管、精囊、输精管和三分之二附睾远端的形成。④Y 染色体部分或全部缺失:Y 染色体上的微缺失被称为 AZFa、AZFb 和 AZFc 缺失,临床相关缺失部分或在大多数情况下完全缺失一个或多个 AZF 区域,是导致严重少精子症和无精子症最常见的分子遗传原因。

(6)精子染色体异常:无论是否有正常核型,都可以使用 FISH 检查精子的染色体构成。精子中的非整倍体,特别是性染色体的非整倍体,会对精子的生成造成严重损害和易位,可能导致复发性妊娠丢失或复发性植入失败。

(7)氧化应激检测:氧化应激被认为是男性不育的核心因素,它影响精子的质量、功能和完整性。氧化应激可能导致精子 DNA 损伤和影响 DNA 完整性,导致胚胎发育不良、流产和不育。精子容易受到氧化应激的影响,受损 DNA 的修复能力受到限制。氧化应激通常与不良的生活方式(如吸烟)和环境接触有关,因此,抗氧化疗法和生活方式干预可以降低 DNA 碎片化的风险,提高精子质量。

(8)经直肠超声(TRUS):经直肠超声主要是观察前列腺、精囊和输精管壶腹。无精子症患者怀疑有射精管道梗阻时应行 TRUS。

(9)阴囊超声检查:①测量睾丸体积。②评估睾丸的解剖和结构,从而发现睾丸发育不良的迹象,这些迹象往往与精子发生受损及睾丸肿瘤有关(不均匀的睾丸结构和微钙化）。③发现梗阻的间接征象（如睾丸网扩张、附睾肿大伴囊性病变或输精管缺失）。

（10）精子功能检测：包括精子穿透实验、顶体反应、半透明带反应等。

5.女性配偶的评价

不育夫妇中，女性因素占了近3/4。其中，卵巢功能紊乱约占30%，输卵管异常约占25%，子宫内膜异位症占4%～5%，宫颈黏膜异常和高催乳素血症各约占4%。女性配偶的评价与男性一样，也需要详细的病史、体格检查及合理的化验检查。

（三）治疗

不育的治疗方法主要有三种：①提供纠正进行性损害或经验治疗来改善男性配偶的生育能力。②在不改变男性配偶生育能力状态的情况下，通过辅助生育技术提高受孕的概率。③完全绕过男性配偶，通过供者精液受孕或收养子女。

1.特发性男性不育和少弱畸形精子症

（1）生活方式：减轻体重、体育运动、戒烟、停止酗酒。

（2）抗氧化治疗：活性氧是氧化应激的最终产物，可在多个水平损害精子功能，包括影响精子活力的质膜脂质过氧化、顶体反应和染色质成熟，从而导致 DNA 碎片增加。

（3）选择性雌激素受体调节剂（selective estrogen receptor modulator，SERM）：作用机制是调节剂在下丘脑水平阻断雌激素受体的活性，导致促性腺激素释放激素（GnRH）分泌，刺激垂体促性腺激素释放的增加。后者通过刺激精子发生，为 SERM 导致精子数量减少患者的治疗提供了合理的依据。

（4）芳香化酶抑制剂：芳香化酶是一种细胞色素 P450 还原酶，存在于男性的睾丸、前列腺、大脑、骨骼和脂肪组织中；它将睾酮和雄烯二酮分别转化为雌二醇和雌酮。雌二醇负反馈作用于下丘脑和垂体，可减少促性腺激素的分泌，最终影响精子的形成。芳香化酶抑制剂（AIs）可能通过可逆地抑制芳香化酶复合物的细胞素 P450 同工酶 2A6 和 2C19，抑制雌激素对下丘脑的负反馈，从而产生更强的 GnRH 脉冲，刺激垂体增加 FSH 的产生，从而减少雌激素的产生。

（5）激素治疗：①促性腺激素：青春期 FSH 主要参与精子发生和睾丸生长，青春期后的作用尚未明确。②黄体生成素刺激睾丸中睾酮的产生，但由于其半衰期短，不适合临床使用。③人类绒毛膜促性腺激素的作用方式与黄体生成素类似，能充分刺激正常青春期后垂体功能减退的男性精子发生。

（6）显微外科附睾精子抽吸术（microsurgical epididymal sperm aspiration，MESA）或经皮附睾精子抽吸术（percutaneous epididymal sperm aspiration，PESA）适用于先天性双侧输精管缺如（congenital bilateral absence of vas deferens，CBAVD）男性。睾丸精子提取和经皮技术，如睾丸精子抽吸（testicular sperm aspiration，TESA）也是一种选择。对于因获得性附睾梗阻而导致 OA 的患者，且女性伴侣卵巢储备良好，建议采用显微外科附睾血管吻合术（epididymal vascular anastomosis，EV）。附睾吻合术可采用端部吻合术和肠套叠吻合术。

2.无精子症治疗

无精子症可能是激素调节异常（低促性腺激素性腺低下）、精子发生异常或梗阻所

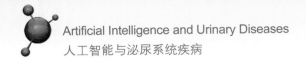

致。无精子症的评价应重点放在鉴别无精子症是由精子发生障碍还是管道梗阻造成的。如有管道梗阻,可采用输精管附睾吻合术或输精管吻合术,反之可采用睾丸取精、体外人工授精的方法

3.染色体异常

(1)Klinefelter 综合征:多一条 X 染色体是 Klinefelter 综合征的遗传标志。父母双方的一方配子减数分裂不分离导致纯的 Klinefelter 综合征,而胚胎细胞减数分裂不分离,形成嵌合现象。尚没有治疗方法可以改善 Klinefelter 综合征的生精功能。对于嵌合型和严重少精子症的 Klinefelter 综合征患者,可进行结合 IVF 的 ICSI。

(2)Y 染色体微缺失:大多数 Y 染色体微缺失表现为无精子症或严重的少精子症。Y 染色体长臂的三个非重叠区,如 AZFa(近端)、AZFb(中段)、AZFc(远端)中的一个缺失即可导致精子异常,AZFc 缺失是无精子症和严重少精子症最常见的缺失。目前,对于 Y 染色体微缺失的患者,没有改善精子生成的有效治疗,但这些患者可以进行 ICSI 的 IVF。严重少精子症的患者可以从精液中获取精子,而无精子症患者必须从睾丸内获得。必须清楚这些缺失可以传递给男性后代。当男性有 Y 染色体微缺失时,在进行 ART 前必须进行遗传咨询。

4.双侧无睾症

双侧无睾症表型为 XY 男性没有可触及的睾丸,患者表现为青春期前男性表型,雄激素和苗勒管抑制因子检测提示在子宫内有睾丸组织。病因可能是在子宫内发生感染、血管损伤或睾丸扭转造成睾丸消失。这些患者的 DNA 分子生物学检查显示 Y 染色体睾丸决定区(SRY 基因)无异常。这些男性患者睾酮水平低而促性腺激素水平升高。这些患者的青春期男性化发育和成年男性维持需要外源性睾酮。由于没有任何睾丸组织,这些患者的男性不育无法得到治疗,只能绕过男性配偶通过供者精液受孕或收养子女。

5.精索静脉曲张

详见本章第二节。

6.睾丸炎

约 30%青春期后感染腮腺炎的患者可并发睾丸炎,10%～30%为双侧睾丸炎。在感染后的几个月到几年可以发生永久性睾丸萎缩,病理学上有严重的间质水肿和单核细胞侵润,可导致曲细精管萎缩。严重的双侧睾丸炎可导致高促性腺激素的性腺低下和男性乳腺增生。腮腺炎性睾丸炎的无精子症可采取睾丸内取精结合 IVF 和 ICSI 治疗。

7.免疫性不育

已有两种用于治疗免疫性不育的方法:①抑制抗体的形成。②应用经过或未经过去除抗体处理的精子,或选择未与抗体结合的精子进行 ART。

8.其他治疗措施

辅助生殖:不育夫妇经过各种治疗仍未生育,为了使女方怀孕,不得不依靠其他方法来实现这个目的,这些方法统称为辅助生殖技术,是治疗不孕不育症的行之有效的方法,是妇产科、男科、遗传学、组织胚胎学、分子生物学、动物学等多学科交叉的新学科。现行的辅助生殖技术包括人工授精、体外受精(试管婴儿)及其衍生技术等,如 AI、体外受精-胚

胎移植(in vitro fertilization and embryo transfer,IVF-ET)、ICSI、胚胎植入前遗传学诊断(preimplantation genetic diagnosis,PGD)、人类胚胎辅助孵化(assisted hatching,AH)、卵子体外成熟(in vitro maturation,IVM)、冷冻保存技术(精子、卵子、胚胎、睾丸组织、卵巢组织的冷冻)。

(1)人工授精：人工授精是指男子的精液在经过洗涤后，经由医生采用人工注射的方法，将其直接注入女方生殖道内，以取代性交途径，使女方受孕的一种方法。其中，将精液直接注射入子宫内的方式叫做宫腔内人工授精。

适应证：原因不明不孕，宫颈因素，轻度少弱精子症、精液不液化(注：前提是女方输卵管通畅)。

(2)体外受精-胚胎移植：哺乳动物的精子和卵子在体外人工控制的环境中完成受精，并将形成的胚胎移植回母体的过程。

适应证：女方因输卵管因素造成精子与卵子遇合困难(输卵管盆腔因素)，排卵障碍，子宫内膜异位，男方少、弱精子症，不明原因不育，免疫性不育。

(四)康复

康复措施包括减轻体重、体育运动、戒烟、停止酗酒等生活方式的改变，以及避免接触放射性物质、高温及毒物。

三、医工交叉应用的展望

1790年，John Hunter为严重尿道下裂患者的妻子行丈夫精液人工授精获得成功，这是世界上第一例成功的人工授精。1884年，William Pancoast报道首例供精人工授精成功；1890年，Dulenson将人工授精应用于临床获得成功；1954年，Bunger等行首例冷冻精子供精，人工授精成功。随着时间的推移，这一技术得到了广泛的应用。1983年，湖南医科大学人类生殖工程研究所改用冷冻精液实施人工授精获得成功。第二年，上海医科大学用洗涤过的丈夫精液实施人工授精，亦获得成功。

人工授精是将精子以非性交方式送入女性生殖道，以达到受孕目的的技术，是目前人类辅助生殖常用的技术之一。人工授精根据精液来源的不同分为丈夫精液人工授精和供精者精液人工授精，根据是否采用促排卵分为自然周期人工授精和促排卵人工授精，根据授精部位的不同主要分为宫腔人工授精、宫颈人工授精、阴道内人工授精等。

参考文献

[1](美)魏恩.坎贝尔-沃尔什泌尿外科学[M].9版.郭应禄,周利群,译.北京:北京大学医学出版社,2009.

[2]孙颖浩.中国泌尿外科和男科疾病诊断治疗指南[M].北京:科学出版社,2019.

(邢召全　王硕)

第九章

泌尿系结石

学习目的

1. 了解尿石症的定义,结石成石机制的假说、诊断,结石分类。
2. 熟悉尿石症的临床表现、手术方式及指征。
3. 掌握尿石症手术治疗相关设备的原理与应用。

案例

患者女性,39 岁,因"查体发现左肾结石 1 个月"入院。

现病史:患者 1 个月前于当地医院查体(B 超)时发现左肾结石,无肉眼血尿,无发热,无尿频、尿急、尿痛,无排尿困难,无恶心、呕吐,无腹痛,未行特殊治疗。2 周前于我院门诊进一步诊治(腹部平片),门诊以"左肾结石"收入院,患者自发病以来,食欲正常,精神可,大小便正常,体重无明显减轻。

既往史:15 年和 11 年前于当地医院行剖宫产手术,12 年前因宫外孕于当地医院行手术治疗。

查体:腹软,无压痛,无反跳痛,双侧输尿管行进区无压痛,耻骨联合上膀胱区无压痛,双肾区无压痛,无叩击痛。

入院诊断:左肾结石,剖宫产个人史。

入院检验:①尿常规:WBC 496.0/μL,细菌 5458.8/μL,尿潜血(3+),尿蛋白(+),亚硝酸盐(+),尿白细胞(3+)。②尿培养+药敏:奇异变形杆菌。③肾功能:肌酐 46 μmol/L。④CT 检查见图 9-1,肾、输尿管及膀胱平片(kidney ureter bladder position,KUB position)见图 9-2。

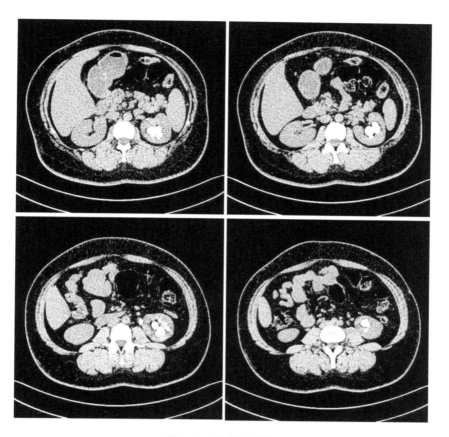

图 9-1 CT 检查结果

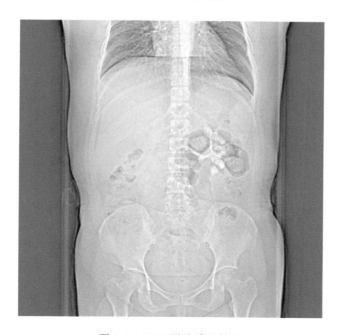

图 9-2 KUB 平片检查结果

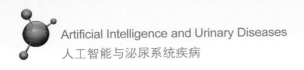
术前诊断:左肾鹿角形结石、泌尿系感染、脂肪肝、右肾结石、左肺结节、双肺纤维灶。

手术方式:B超引导下左侧经皮肾镜超声碎石清石术＋左侧经皮输尿管支架管置入术。

麻醉方式:全身麻醉。

手术过程:患者全身麻醉满意后取分腿俯卧位,消毒手术区域,铺无菌洞巾,置入F8尿管作为引导,置入输尿管镜,双侧输尿管口清晰,F5输尿管支架管置入左侧输尿管。B超引导下针状肾镜穿刺左肾上盏,见左肾上盏结石,置入导丝,退穿刺针,分别用筋膜扩张器扩张穿刺通道至F16,输尿管镜见结石位于左肾上盏,继续扩张经皮肾通道至F24,行肾镜EMS超声碎石清石,B超引导下针状肾镜穿刺左肾中盏,见左肾中盏结石,置入导丝,退穿刺针,行巴德N30球囊扩张经皮肾通道至F24,行肾镜EMS超声碎石清石,B超引导下针状肾镜穿刺左肾下盏,退针芯,见尿液流出,置入导丝,退穿刺针,分别用筋膜扩张器扩张穿刺通道至F16,输尿管镜见结石位于左肾下盏,继续扩张经皮肾通道至F24,行肾镜超声碎石清石,结石清除后留置左侧输尿管内支架管及左肾造瘘引流管并固定。手术顺利,患者安返病房。

思考题

哪些医工交叉的研究进展明显优化了尿石症患者的手术过程?

案例解析

一、疾病概述

(一)定义

尿石症(urolithiasis)是多种病理因素相互作用引起的泌尿系统内任何部位的结石病,包括肾结石、输尿管结石、膀胱结石和尿道结石。尿石症是一种古老的疾病,人类最早发现的尿路结石可追溯至公元前4900年。1901年,欧洲考古学家Smith在一座公元前4900年左右的埃及古墓中发现一枚结石,这枚结石位于一位十多岁的埃及男孩尸架骨盆内。1952年,在约公元前3400年的古墓中,考古学家于一具男性骨骼内发现了3枚肾结石(其位置均符合肾结石),重量分别为24 g、20 g、12 g,这是迄今为止发现的最早的肾结石。鹿角形结石位于肾盂,其分支进入肾盏的结石称为鹿角形结石。一般来说,分支占据各个肾盏的结石(或80%以上肾盂肾盏的结石)称为完全性鹿角形肾结石,其余的称为部分性鹿角形肾结石。鹿角形结石是一种特殊类型的肾结石,通常含有磷酸铵镁和(或)碳酸钙/磷灰石成分,属于感染性结石的范畴。此外,纯的或者混合的胱氨酸/尿酸成分结石有时也会形成鹿角状的形态,具有结石复杂、取石困难、手术中难以取净结石和术后结石容易复发的特点。由于这一类患者通常还伴有反复发生的尿路感染和慢性肾功能不全,患者病情的复杂性给临床处理带来了较大困难。

（二）流行病学

泌尿系结石是泌尿外科的常见病,在住院患者中的患病率居首位。欧美国家的流行病学资料显示,泌尿系结石发病率为 1‰～20‰,5％～10％的人在一生中至少发生 1 次泌尿系结石;我国泌尿系结石整体发病率为 1％～5％,南方高达 5％～10％;年新发病率为(150～200)/10 万人,其中 25％的患者需住院治疗。近年来,我国泌尿系结石的发病率有增加趋势,是世界上三大结石高发区之一。尿石症是一种终生性疾病,复发率很高,10 年发病率约为 50％,两次发病中位间期为 9 年。结石的好发年龄为 30～50 岁,男女之比为 2～3：1。5％的患者有Ⅰ级亲属家族史,而且复发率也比普通人群高得多。遗传因素对结石发生的影响约为 56％。在全球范围内,尿石症具有明显的地理分布特征,热带和亚热带是其好发地区,在我国,尿石症在南方比北方更为多见,夏季的发生率明显高于其他季节。结石的发病与水质的硬度似乎没有明显关系。社会经济发展水平对尿石症的发病影响较大。上尿路结石在富裕地区常见,而下尿路结石在贫穷地区居多,其中主要是小儿膀胱结石,与饮食结构、营养状况和卫生条件有关。最近另有研究表明,近 20 年来,随着全球气候的逐渐变暖,人类泌尿系结石的发病率也在不断升高。

结石由晶体和基质组成。①晶体:结石的主体部分,约占结石干重的 97％。②基质:约占 3％,是一种类似尿黏蛋白的物质。基质与尿石的因果关系尚未确定。多数结石是混合性结石,含两种以上成分,以其中一种为结石主体。含钙类结石(包括草酸钙结石、磷酸钙结石及两者的混合性结石)最多见,接近结石总数的 90％;尿酸类结石大多发生于男性患者;磷酸铵镁结石则多见于女性患者;胱氨酸结石在儿童中的比率较高。此外,其他成分结石,如碳酸钙结石、二氧化硅结石等罕见。

传统的治疗主要采用开放式泌尿系取石术。20 世纪末叶,尿石症的病因学研究和临床治疗取得了三大突破性进展,这体现在:①冲击波碎石:一种利用发自体外的聚焦冲击波来粉碎尿路结石的技术,问世后不久就基本取代了传统的开放式泌尿系取石术。②体内碎石:一种微创腔道外科技术,包括经皮肾镜碎石和经输尿管镜碎石,为治疗复杂性尿路结石开辟了新途径。③代谢评估:揭示和诊断尿石症病因的一种生化方法,现已成为评估成石危险因素的标准。

（三）结石成石机制的研究假说

尿石症的形成机制尚未完全明了。目前,公认尿石症的形成不是单一因素所致,而是多种因素共同促进的结果。

1.晶体诱导肾损伤学说

晶体在肾滞留的原因之一是肾组织的损伤反应,这个理论最主要的证据是动物模型和组织培养的实验结果。实际上,草酸钙结石患者肾乳头活检的研究并没有发现结石形成是草酸盐毒性引起肾上皮损伤的结果。实验模型很好地再现了严重高草酸尿,如原发性高草酸尿可见的变化,但这仅是自发性草酸钙结石并不常见的一种情况。

2.管腔游离颗粒、固定颗粒、游离固定结合型学说

（1）游离颗粒型学说:结石形成的始动因素是由于管液中的草酸钙处于超饱和状态,

草酸钙在尿液中一旦成核,其在通过肾脏的其他部分时,可以生长、聚集。此过程如果发生速度足够快,就会形成一些关键的晶体颗粒,而且达到足够大、在集合管内受挤压前,就可以在肾小管的一些狭窄处停留。一旦颗粒停留就会持续生长,直到结石形成。

(2)固定颗粒型学说:单一结晶在集合管内受压前,并无足够的时间形成足够大的颗粒而停留,很小的 CaO_x 的核的形成是因为小管液中的 CaO_x 过度超饱和、由于结晶的作用或感染或其他原因的细胞坏死引起的肾上皮细胞一些位点的损伤,这个损伤点就成为了小管液中的 CaO_x 过度超饱和所析出的结晶核的黏附点,他们将此称为结石形成的固定颗粒模型。

(3)游离固定结合型学说:在特定的情况下,当 CaO_x 结晶在肾脏内始动后,通过其他部位的肾小管时,结晶可以发生黏附,此时游离颗粒模型也是可行的。

3.肾乳头内直小血管的损伤学说

该学说认为结石形成于肾乳头最内区域的直小血管。肾乳头的血管系统损伤,继发的修复导致钙化的动脉粥样硬化性反应,钙化逐渐侵蚀到肾乳头 Bellini 管,成为结石形成的病灶。

4.尿液抑制因子不足或异常学说

尿液中成石抑制因子的浓度低于正常,被认为是结石发病机理的一个重要机制。除了在尿液抑制因子的数量上存在差异,结石患者在抑制因子质量上也存在不足。由于结石抑制因子数量多,很难确定哪一个是最重要的,因此,目前检测结石抑制因子和抑制因子替代疗法如枸橼酸盐都不是常规肾结石处理的方法,但这方面具有很大的研究价值。

5.肾解剖异常致肾内尿瘀积学说

肾内尿瘀积被认为是肾解剖异常患者结石形成的病原学因素。这些解剖异常有肾盂输尿管移行部梗阻、肾盏憩室、马蹄肾、肾积水和髓状海绵肾等。由于肾解剖的变化,导致尿液中的晶体滞留,尿液感染风险增加,但肾内尿瘀积作为单一的发病机理仍被质疑。

6.Randall 斑学说

19.6%个体的肾乳头尖有钙盐沉积。这些被称作斑块的沉积由磷酸钙组成,位于间质,在管腔内没有发现。对肾结石发病机理来说,对特发性草酸钙结石患者的研究十分关键。特发性草酸钙结石患者的定义是,除特发性家族性高钙尿外,患者没有任何系统性原因而形成草酸钙结石。

7.取向附生学说

取向附生学说实际上是一种特殊的异质成核,它的附生是一个物理过程,指的是如果一个晶体的晶格结构与另外一种相似,第二个晶体可以在第一个晶体上面成核和生长。在某种成分的过饱和尿中存在与其不同的另一种结晶时,如果这两种晶体的晶格相似,那么,在过饱和溶液中,成石成分就会在后者现有的晶面上定向生长,即取向附生。同时,也可根据这种取向附生机制来解释为何尿路结石多为混合成分所组成。

(四)危险因素

影响结石形成的因素很多,包括年龄、性别、种族、遗传、环境(所处的环境温度较高或长期接触铅和镉)、饮食习惯、相关疾病(如维生素 D 水平上升)和职业等。身体的代谢异常、尿路的梗阻、感染、异物和药物的使用都是结石形成的常见病因,重视这些问题,能够减少结石的形成和复发。

1.代谢因素

代谢异常包括尿液酸碱度、高钙血症、高钙尿症、高草酸尿症、高尿酸尿症、胱氨酸尿症、低枸橼酸尿症、低镁尿症等。

2.局部病因

尿路梗阻、感染和尿路中存在异物是诱发结石形成的主要局部因素,梗阻可以导致感染和结石形成,而结石本身也是尿路中的异物,后者会加重梗阻与感染的程度。临床上容易引起尿路结石形成的梗阻性疾病包括机械性梗阻和动力性梗阻两大类。其中,肾盂输尿管连接部狭窄、膀胱颈部狭窄、海绵肾、肾输尿管畸形、输尿管口膨出、肾囊肿、肾盏憩室和马蹄肾等是常见的机械梗阻性疾病。此外,肾内型肾盂及肾盏颈狭窄可以引起尿液滞留,从而诱发肾结石的形成。神经源性膀胱和先天性巨输尿管则属于动力梗阻性疾病,后两者同样可以造成尿液的滞留,促进结石的形成。

3.药物相关因素

药物引起的肾结石占所有结石的 $1\% \sim 2\%$,分为两大类:①在尿液中浓度高而溶解度比较低的药物,包括氨苯蝶啶、治疗 HIV 感染的药物(如茚地那韦)、头孢曲松钠、硅酸镁和磺胺类药物等,这些药物本身就是结石的成分;②能够诱发结石形成的药物,包括乙酰唑胺、维生素 D、维生素 C 和皮质激素等,这些药物在代谢过程中导致了其他成分结石的形成。

二、疾病预防、诊断、治疗和康复

(一)预防

我国尿路结石以含钙结石为主,尤其是草酸钙结石,目前对各种含钙结石复发的预防措施还存在着争议,患者往往需要长期甚至终身治疗或采取预防措施。尿路结石复发率高达 $50\% \sim 100\%$,采取相应预防措施后,复发率可明显下降,因此预防措施和有效治疗同样重要。对于任何一种预防性措施,不仅需要其具有确切的临床效果,同时还应简单易行、副作用小,否则患者将难以遵从治疗。

1.一般性预防措施

(1)增加液体摄入:研究结果显示,液体摄入量与肾结石发病率呈负相关。因此,增加液体摄入可减少肾结石的发病,是最简单、有效的预防方法。应依据生理节律摄入液体,每日液体摄入量维持在 $2.5 \sim 3.0$ L 以上,使每日尿量达 $2.0 \sim 2.5$ L 以上,尿比重控制在 1.01 以下。尿量的增加可以预防尿液瘀滞,降低了盐类物质的饱和条件,增加了草酸钙结石等自发成核所需的最低饱和条件,针对高尿酸草酸钙肾结石预防的最简便方法是充分稀释尿液,维持尿酸的低浓度状态。摄入液体的种类不局限于水,研究结果显示,茶水有助于降低结石的发生率,含枸橼酸或碳酸氢钠的苏打水和果汁可发挥预防结石的作用,而富含糖的苏打水可以增加患结石病的风险。无规律增加液体摄入并不能减少结石的发生,尿少的间隙仍有形成小结石的可能。另外,液体摄入量的选择需考虑患者年龄、性别、体重、心功能状态、活动等因素。

(2)饮食调整:研究结果提示,饮食是影响肾结石发病的重要因素,要注重均衡饮食,饮食预防需要根据尿路结石的成分进行。

1)动物蛋白:国内外研究结果显示,过多摄入肉类是肾结石的危险因素。动物蛋白过量摄入可增加尿液中钙、草酸、尿酸的分泌量,降低尿液中枸橼酸水平,从而增加肾结石的形成风险。动物蛋白的摄入量应限制在每日 $0.8\sim1.0$ g/kg。而摄入醋、豆类等食品较多的人群,肾结石患病率则较低。

2)钠盐:研究证明,限制钠盐摄入是肾结石饮食预防的重要方法。高钠摄入增加了尿液钠、钙的排出以及尿液 pH 值,降低了尿枸橼酸水平,还可导致尿胱氨酸分泌增加。钠盐摄入量应限制在每日 $3\sim5$ g。

3)钙剂:除肠源性高草酸尿患者,推荐正常饮食补充钙的摄入即可,不推荐额外补充钙剂。钙摄入量限制在每日 $1\sim1.2$ g。

4)草酸和维生素 C:高草酸尿的患者应避免食用富含草酸的食物。维生素 C 为草酸的前体物质,不推荐过量摄入维生素 C。

5)蔬菜和水果:纤维素成分对于预防结石有利,蔬菜中的碱性成分也有助于碱化尿液。

6)其他:对于高尿酸尿的草酸钙结石患者和尿酸结石患者,应避免摄入富含嘌呤的食物;碳酸氢盐的丢失导致尿枸橼酸含量降低、尿酸钠结晶形成增加等。

(3)改善生活方式:研究结果显示,肥胖、高血压、代谢综合征等疾病可增加肾结石的患病风险。通过改善生活方式,如增加运动量、规律作息、合理饮食等,能够减少肥胖及代谢疾病的发生,进而降低肾结石患病风险。

2.药物治疗和预防

在肾结石的药物治疗和预防方面,患者需进行系统性的代谢评估和结石成分分析。24 小时尿液成分分析有助于制定合理的预防治疗方案。理想的药物治疗需逆转相关结石发病生化和生理异常、阻断新生结石形成、无副作用以及便于摄入。

(1)含钙肾结石的预防

1)利尿剂:高钙尿症是含钙肾结石患者最常见的代谢异常。荟萃分析结果显示,噻嗪类利尿剂显示出预防结石疗效。

2)碱化尿液的药物:枸橼酸钾用于防治肾结石已有 30 余年历史,其主要机制是促进结石成分的溶解及增强结石形成抑制物的活性,增加尿液 pH 值和尿液中枸橼酸的浓度。

3)钙剂:可有效治疗肠源性高草酸尿症肾结石,口服钙剂或镁剂已被推荐用于治疗回肠疾病并发的含钙肾结石。尽管口服补充钙剂可通过肠道结合草酸离子,降低尿液草酸水平,但尿钙的增加对于某些患者预防结石不利。

4)镁剂:伴有低镁尿症的含钙结石患者特征包括低镁尿、低枸橼酸尿和尿量减少。镁剂治疗的最大不良反应是胃肠道反应,目前,补充镁剂并未广泛用于结石预防和治疗。

5)磷酸盐补充剂:含铝、镁或钙的抑酸药物会抑制磷酸盐的吸收,治疗肾脏磷酸盐丢失的最佳方法是补充磷酸盐。

6)维生素B₆:又称"吡哆醇",可用于治疗原发性高草酸尿症。

7)降尿酸药物:别嘌醇可用来治疗伴有高尿酸尿症的草酸钙肾结石,这些患者可同时伴有高尿酸血症或不伴高尿酸血症。服用别嘌醇有发生不良反应的风险,甚至有一定的致死性,用药过程中一旦发现皮疹须立即停药。

8)胃肠吸收抑制剂:磷酸纤维素可在肠道结合钙离子,抑制钙的吸收和尿液分泌,因此可用于治疗Ⅰ型吸收性高钙尿症。

(2)尿酸结石的预防

1)降尿酸的药物:别嘌醇用于治疗尿酸结石时,应限于低尿pH值得到纠正、有原发性通风和伴有含钙结石的患者。

2)枸橼酸钾:进入体内后,经氧化作用产生碱性负荷,从而使尿pH值增高,同时增加尿液中枸橼酸盐,可起到防治尿酸结石及草酸钙结石的作用。

(3)感染性结石的预防:外科清石是最佳预防方式。对于防治感染性结石,抗生素的作用至关重要。另外,可以通过降低尿液pH值来增加结石的溶解度,促进残留结石的清除。

(4)胱氨酸结石的预防:硫普罗宁、卡托普利和青霉胺通过形成溶解度更高的混合二硫键,增加尿液中胱氨酸的溶解度。

(5)2,8-二羟基腺嘌呤结石和黄嘌呤结石的预防:2,8-二羟基腺嘌呤结石为遗传性疾病,治疗可选择大剂量的别嘌醇或非布索坦,但需常规监测。黄嘌呤结石常表现为血尿酸水平降低,目前无药物治疗方法。

(6)药物结石的预防:药物结石分为两种,一种为药物过饱和所致的药物成分结晶形成的结石,另一种为由于药物治疗后尿液成分改变生成的结石。

(二)诊断

1.临床表现

(1)疼痛:患者多有腰胁部的深在性疼痛。疼痛有两种类型,即肾绞痛与肾钝痛。肾绞痛是因结石导致急性梗阻后引起肾内压急剧升高或尿外渗所致;而肾钝痛则是因结石直接刺激或肾积水造成的肾包膜膨胀所致,疼痛程度取决于结石的大小和位置。大结石在肾盂或肾盏内移动度小,痛感反而较轻,表现为钝痛或隐痛,亦可无痛;小结石在肾内移动度大故常引发严重肾绞痛。肾绞痛是一种突发性严重疼痛,多在深夜至凌晨发作,可使人从熟睡中痛醒,先从腰部或胁部开始,沿输尿管向下放射到膀胱甚至睾丸,这是由于肾脏和睾丸均属同一腹腔神经丛支配所致(肾-睾反射)。疼痛可持续数分钟至数小时。发作时患者精神恐惧,面色苍白,辗转不安,痛极时伴恶心呕吐。一般8~12小时后,随着肾盂内压逐渐降低,绞痛发作次数减少,而后自行缓解。

(2)血尿:多发生在疼痛之后,有时是唯一的症状。血尿一般轻微,表现为镜下血尿,少数为肉眼血尿。在肾绞痛发作期间,血尿的出现是肾绞痛与其他各种急腹症相鉴别的重要佐证。

(3)排石:少数患者可能发觉自行排出细小结石,俗称尿砂,是诊断尿石症的有力证据。

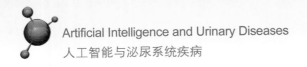

(4)感染:少数结石可能并发尿路感染或本身就是感染石。应当注意,在儿童结石患者中,继发性尿路感染可能是主要的临床表现,但诊断时容易忽略结石的存在。

2.体格检查

患侧肾区可有轻度叩击痛。结石并发重度积水时可触及肿大的肾脏。在肾绞痛发作期,应仔细检查腹部,以排除各种其他急腹症。

3.实验室检查

(1)尿液分析:尿液标本必须是禁食时的清晨新鲜尿,分析内容包括尿 pH 值、白细胞、菌尿检测、尿液培养等,其他方法不能排除胱氨酸尿症时行尿胱氨酸检查。尿中常见红细胞,是诊断结石的重要证据;出现少量白细胞常提示炎症,而不一定说明存在尿路感染;结晶尿多见于肾绞痛发作期,通过观察结晶形态可以推测结石成分;尿 pH 值常因结石成分不同而不同。持续酸性尿(pH 值＜6.0)提示尿酸结石,相反,持续碱性尿(pH 值＞7.2)提示磷酸铵镁结石。脲酶阳性细菌的感染与碱性尿、镜检发现细菌、白细胞和"同型异构形"晶体密切相关。

(2)细菌培养:细菌培养可以指明病原菌种类,结合大量脓细胞出现,有助于确定感染与结石的因果关系,也可为选用抗生素提供参考依据。如果尿液细菌培养为阴性,但高度怀疑为磷酸铵镁结石,应考虑非典型微生物如解脲支原体、解脲棒杆菌或真菌的感染。

(3)血液分析:肾绞痛发作时,血白细胞可轻微升高,通常为机体的应激反应,表明存在尿路感染。标准生化七项是代谢评估的重要指标,如血钙升高、血磷降低、甲状旁腺激素(parathyroid hormone,PTH)升高是甲状旁腺功能亢进的定性诊断标准,血氨升高、血钾和二氧化碳结合降低提示肾小管酸中毒,血尿酸升高可见于痛风并发尿酸结石,尿素氮和肌酐是临床上评估总肾功能的惯用指标。测定血清/血浆钙有助于甲状旁腺功能亢进(hyperparathyrodism,HPT)或其他与高钙血症有关疾病的诊断。若血钙浓度高(＞2.60 mmol/L),则应测定甲状旁腺激素水平,以确诊或排除 HPT。CT 可显示 X 线阴性的结石患者,若伴有高尿酸血症,应考虑尿酸结石。禁食晨尿 pH 值大于 5.8 可考虑完全性或不完全性肾小管性酸中毒,应同时做酸负荷实验及血液 pH 值、钾、碳酸氢盐和氯化物测定。

(4)结石分析:结石成分分析是明确结石性质的方法,也是制定结石预防措施和选用溶石疗法的重要依据。此外,它有助于缩小结石代谢评估的范围。结石标本可经手术、体外冲击波碎石和自然排石取得。结石成分分析首选红外光谱分析或 X 线衍射分析,也可用偏振光显微镜分析结石成分。临床上,如出现以下情况之一,均需重复进行结石成分分析:①结石药物治疗以后的复发性结石;②经有创治疗完全清除结石后的早期复发结石;③较长的无结石期后复发结石。结石成分分析:结石成分分析是明确结石性质的方法,也是制定结石预防措施和选用溶石疗法的重要依据。此外,它还有助于缩小结石代谢评估的范围。结石标本可经手术、体外冲击波碎石和自然排石取得。结石成分分析包括定性和定量分析,通常定性分析就可以满足临床需要。

(5)24 小时尿定量分析:在简化式代谢评估基础上,结合 24 小时尿定量分析就是全面性代谢评估,主要用于评估复发危险较高的结石,包括复发性结石、多发性结石、尿酸结石、胱氨酸结石、儿童结石,以及具有家族性结石史、骨病史、痛风史、肾钙化史、胃肠道手术史者。复杂性肾结石患者(指结石反复复发、有或无肾内残石和有危险因素的患者)可选择进一步的尿液分析,包括 24 小时尿液采集和 24 小时尿液分析。具体检测项目包括尿量、pH 值、钙、钠、镁、磷、尿酸、草酸盐、枸橼酸盐、胱氨酸等。

4.影像学检查

所有具有泌尿系结石临床症状的患者都应该进行影像学检查,其结果对于结石的进一步诊治具有重要价值。

(1)B 超:超声波检查简便、经济、无创伤,超声波检查可作为泌尿系结石的常规重要检查方法,更是儿童和孕妇在怀疑尿路结石时的首选方法。其优点是简便、经济、无创伤,可以发现 2 mm 以上 X 线阳性及阴性结石。超声波检查可以了解结石以上尿路的扩张程度,间接了解肾实质和集合系统的情况。对膀胱结石,超声检查能够同时观察膀胱和前列腺,寻找结石形成的诱因和并发症。由于受肠道内容物的影响,超声波检查诊断输尿管中下段结石的敏感性较低。

(2)尿路 X 线平片(KUB X 线片):尿路 X 线平片可以发现 90% 左右 X 线阳性结石,能够大致确定结石的位置、形态、大小和数量,并且初步提示结石的化学性质,因此可以作为结石检查的常规方法。在尿路平片上,不同成分的结石显影程度依次为草酸钙、磷酸钙和磷酸镁铵、胱氨酸、含尿酸盐结石。单纯性尿酸结石和黄嘌呤结石能够透过 X 线(X 线阴性),胱氨酸结石的密度低,后者在尿路平片上的显影比较淡。

(3)IVU:应在尿路 X 线平片的基础上进行,其价值在于了解尿路的解剖,确定结石在尿路的位置,发现尿路 X 线平片不能显示的 X 线阴性结石,鉴别 X 线平片上的钙化灶。此外,IVU 还可以了解分侧肾脏的功能,确定肾积水程度。在一侧肾脏功能严重受损或使用普通剂量造影剂而肾脏不显影的情况下,采用加大造影剂剂量(双剂量或大剂量)或延迟拍片的方法往往可以达到肾脏显影的目的。肾绞痛发作时,由于急性尿路梗阻往往会导致尿路不显影或显影不良,因此给结石的诊断带来困难。

(4)非增强 CT 扫描(non-contrast CT,NCCT):CT 检查分辨率较 KUB 高,可发现 1 mm 的结石,解决了 KUB 成像的组织重叠问题,不受肠道内气体干扰,不受结石成分、肾功能和呼吸运动的影响,而且螺旋 CT 能够同时对所获得的图像进行二维或三维重建,将横切面图像转换成类似 IVU 图像,可以清楚地显示包括阴性结石在内的结石的形态和大小。因此,肾绞痛患者可以首选 CT 平扫。此外,还可以通过结石的 CT 值来初步判断结石的成分,通过增强 CT 显示肾积水的程度和肾实质的厚度,同时还能评估肾脏炎症的情况。螺旋 CT 进行三维重建可以更准确地评估出结石体积,术前准确判断结石负荷,从而给治疗方法的选择提供重要的参考价值。

(5)CTU:是将螺旋 CT 扫描与 IVU 检查相结合的一种检查方法,可以准确判断结石的有无、大小、多少、部位、梗阻、积水的情况,并能反映肾脏分泌、排泄功能,可作为 IVU 的替代检查。但 CTU 的价格较昂贵,并且较 IVU 需要接受更高的放射剂量。

(6)逆行或经皮肾穿刺造影:属于有创检查方法,不作为常规检查手段,仅在 IVU 不

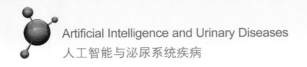

显影或显影不良以及怀疑是 X 线阴性结石、需要做进一步的鉴别诊断时应用。

（7）MRU：磁共振对尿路结石的诊断效果极差，因而一般不用于结石的检查。但是，MRU 能够了解上尿路梗阻的情况，而且不需要造影剂即可获得与静脉尿路造影同样的效果，而且不受肾功能改变的影响。对于不适合做 IVU 的患者（如造影剂过敏、严重肾功能损害、儿童和孕妇等），可考虑采用。

（8）放射性核素：对于需要外科干预的病例，肾功能的测定是必要的。虽然根据血清肌酐或肌酐清除率即可明确总肾功能，但如果 IVU 或 CTU 提示某一侧肾功能有可能异常，则应做 ECT 来评估分肾功能。测定分肾功能对于判断保留肾脏还是切除肾脏是很有必要的。放射性核素检查不能直接显示泌尿系结石，但是可以显示泌尿系统的形态，提供肾血流灌注、肾功能及尿路梗阻情况等信息。因此，放射性核素检查对手术方案的选择及手术疗效的评价具有一定价值。此外，肾动态显影还可以用于评估体外冲击波碎石对肾功能的影响情况。

（三）治疗

1.非手术治疗

适应证：①无症状、无梗阻的肾盏结石、憩室结石、髓质海绵肾患者；②结石导致患肾无功能、无症状，对侧肾功能正常的患者；③存在体外冲击波碎石及各种手术禁忌证的患者。

2.排石治疗

临床上，绝大多数尿路结石可以通过微创的治疗方法将结石粉碎并排出体外，只有少数比较小的尿路结石可以选择药物排石。排石治疗包括一般方法、中医中药、溶石疗法和中西医结合等方法。建议排石治疗 1～2 个月。

（1）排石治疗的适应证：①结石直径0.5～1.0 cm，其中以 0.6 cm 为适宜。②结石表面光滑。③结石以下尿路无梗阻。④结石未引起尿路完全梗阻，停留于局部少于 2 周。⑤特殊成分的结石，如尿酸结石和胱氨酸结石，推荐采用排石疗法；⑥经皮肾镜、输尿管镜碎石及体外冲击波碎石术（extracorporeal shock wave lithotripsy，ESWL）术后辅助治疗。

（2）排石方法：①每日饮水 2000～3000 mL。②双氯芬酸钠栓剂肛塞，能够减轻输尿管水肿，减少疼痛发作风险，促进结石排出，推荐应用于输尿管结石。③口服 α-受体阻滞剂（坦索罗辛）：坦索罗辛是一种高选择性 α-肾上腺素能受体阻滞剂，可使输尿管下段平滑肌松弛，促进输尿管结石排出。④中医中药：治疗以清热利湿，通临排石为主，佐以理气活血、软坚散结，常用的成药有尿石通等。⑤溶石疗法：推荐应用于尿酸结石和胱氨酸结石。尿酸结石：口服别嘌呤醇，根据血、尿的尿酸值调整药量；口服枸橼酸氢钾钠或碳酸氢钠片，以碱化尿液，维持尿液 pH 值在 6.5～6.8。胱氨酸结石：口服枸橼酸氢钾钠或碳酸氢钠片，以碱化尿液，维持尿液 pH 值在 7.0 以上。治疗无效者，应用青霉胺，注意药物不良反应。⑥适度活动：根据结石部位的不同选择体位排石。

3.体外冲击波碎石术

体外冲击波碎石术指利用体外产生的冲击波聚焦于体内的结石，使之粉碎，继而将其排出体外达到治疗目的的治疗方法。

（1）适应证：①直径小于 20 mm 的肾盂内结石或肾上、中盏结石。②肾下盏结石小于 10 mm 可以首选 ESWL；10～20 mm，排除 ESWL 的不利因素如小角度的漏斗型肾盂角、狭长的低位肾盏颈、狭小的漏斗型肾盂、皮肤-结石距离过长等后，可首选 ESWL。③直径大于 20 mm 但小于 30 mm，或表面积小于 500 mm^2 的部分鹿角形结石，可选择 ESWL（部分胱氨酸鹿角形肾结石及结石主体大部位于下盏的除外）。④对于其他的复杂性鹿角形肾结石，不推荐单用 ESWL。

（2）禁忌证：①妊娠（绝对禁忌证）。②凝血功能障碍。③尿路感染。④结石远端解剖性梗阻。⑤结石附近动脉瘤。⑥严重心肺疾病或糖尿病。⑦传染病活动期。⑧严重骨骼畸形或重度肥胖。⑨肾功能不全。

4.输尿管镜碎石术

（1）适应证：①ESWL 定位困难的 X 线阴性肾结石（<2 cm）。②ESWL 术后残留的肾下盏结石。③ESWL 治疗效果不佳的嵌顿性肾下盏结石（<2 cm）。④极度肥胖、严重脊柱畸形、异位肾合并肾结石。⑤结石坚硬、不利于 ESWL 治疗者。⑥肾盏憩室内结石。⑦合并肾盂旁囊肿的肾结石（<2 cm）。

（2）禁忌证：①不能控制的全身出血性疾病。②严重心肺等脏器功能不全。③未控制的泌尿道感染。④严重尿道狭窄、腔内手术无法解决。⑤髋关节畸形、结石位困难。

5.经皮肾镜取石术

通过不同大小的经皮肾通道进行腔内碎石取石，创伤小，结石清除率高，是处理上尿路大负荷结石的一线治疗方案。

（1）适应证：①所有需手术干预的肾结石，包括完全性和不完全性鹿角结石、大于等于 2 cm 的肾结石、有症状的肾盏或憩室结石。②体外冲击波难以粉碎及治疗失败的结石。③特殊类型肾结石，包括小儿肾结石梗阻明显、肥胖患者的肾结石、肾结石合并肾盂输尿管连接部梗阻或输尿管狭窄、孤立肾合并结石梗阻、马蹄肾、移植肾合并结石、无积水的肾结石等。

（2）禁忌证：一般禁忌证包括未纠正的全身出血性疾病、未控制的糖尿病或高血压、严重心脏疾病或肺功能不全而无法耐受手术者、未接受治疗的肾结核等。其他相对禁忌证包括盆腔异位肾、重度肾下垂、肾后结肠、肝脾大等经皮肾穿刺困难者；同侧肾脏合并肿瘤。服用阿司匹林等抗凝药物者，需评估血栓事件风险，停药或桥接后择期手术。

6.腹腔镜或开放手术治疗

目前，开放式取石手术比例已大幅度降低，仅占外科治疗总数的 1%～5%，对于复杂性结石（包括部分及完全鹿角形肾结石）的治疗已经达成共识，即经皮肾镜取石术（percutaneous nephrolithotomy，PCNL）为主要的治疗手段，如果经皮肾手术方式存在不成功的可能性，或者多种腔内手术方式应用过后效果不佳，开放手术或者腹腔镜手术便可以作为备选方案。

（1）适应证：①ESWL、输尿管镜术（ureteroscopy，URS）和（或）PCNL 作为肾结石治

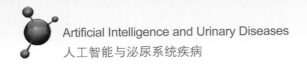

疗方式存在禁忌证。②ESWL、PCNL、URS手术治疗失败,或上述治疗方式出现并发症需开放手术处理。③存在同时需要开放手术处理的疾病,如肾内集合系统解剖异常、漏斗部狭窄、肾盂输尿管交界处梗阻或狭窄、肾脏下垂伴旋转不良等。④结石导致肾脏功能丧失而被迫行肾切除。

(2)常用的手术方法包括:①肾盂切开取石术:适用于单纯性肾盂结石和较大的肾盏结石。②非萎缩性肾实质切开取石术:适用于鹿角形结石、多发性肾结石,以及结石合并肾盏颈部狭窄需要同时整形者。③肾部分切除术:适用于肾上盏或肾下盏单极的多发性结石,尤其是合并盏颈狭窄或因此形成"结石袋"而具有明显结石复发倾向者。④肾切除术:适用于结石并发肾功能丧失者。

(四)康复

泌尿系结石术后康复的目的在于:①排出残余结石,实现术后清石。②注意保护肾功能,避免术后积水或造成不可逆性肾损伤。③纠正结石潜在病因,降低结石复发风险。

通过体外碎石或手术治疗后大块结石被击碎,但部分患者术后仍有小块结石残余,一般认为长径小于等于4 mm的结石碎片可自行排出,无须进一步处理。为促进结石排出,建议适当增加饮水量,适当增加活动量,通过尿液流动冲刷排出结石。可口服 α-受体阻滞剂扩张输尿管促进结石排出,也可通过服用清热利湿、通淋排石类中药促进排石。

泌尿系结石术后一般留置输尿管支架管,以扩张输尿管,促进结石排出并降低输尿管狭窄发生率,一般术后2~4周于膀胱镜下拔除。拔除输尿管支架管后应注意复查泌尿系超声,评估术后患侧肾积水变化,如患侧肾积水持续加重,应明确有无输尿管狭窄可能,必要时行进一步手术处理,以避免造成不可逆性肾功能损伤。

对于反复复发的泌尿系结石,应积极进行病因学检查,目前常用的方法有结石成分分析、血尿的代谢评估及基因检测技术。部分结石如胱氨酸结石、感染性结石、尿酸结石等,可通过结石成分分析明确病因,而草酸钙结石等还需要进行代谢评估或基因检测。病因明确后,对于可以纠正病因的患者,如甲旁亢、肠源性高草酸尿症等患者,应积极纠正病因。对于目前医学手段不能纠正病因的患者,如高胱氨酸尿症、原发性高草酸尿症患者等,更应该积极纠正代谢紊乱并给予药物治疗,以减少结石复发。

三、医工交叉应用的展望

(一)针状肾镜(Needle-Perc)穿刺

针状肾镜穿刺是PCNL成功的保障,尤其是对于复杂性泌尿系结石的手术治疗。B超引导下针状肾镜穿刺有利于明确进入肾脏集合系统,留置导丝,为进一步手术治疗提供保障。Needle-Perc是由我国著名的泌尿外科专家——北京清华长庚医院泌尿外科李建兴教授携手武汉佑康科技有限公司研发的针状肾镜。2011年,Bader等报道了"all-seeing needle"可视化穿刺技术,即在实施PCNL时,将直径为0.9 mm的光纤置入一种特殊的穿刺针进行肾脏穿刺,在穿刺过程中可以通过显示器实时观察针尖在组织中行进的过程,在直视下证实穿刺针进入目标肾盏内,再进行下一步皮肾通道的扩张,从而提高了穿刺的精准度。之后,Desai 等报道了 F4.85 可视化穿刺系统联合钬激光治疗肾结石,称为超微通道经皮肾镜(microperc/micro-PCNL)。针状肾镜 Needle-perc 系统诞生于 2018 年,经历了至少 3 次技术及外观变更,镜体纤细,穿刺的损伤小,安全性高,是一种新型 PCNL 器械,由穿刺外鞘(F4.2)和针柄两部分组成,针柄尾端为三通装置,3 个接口可分别连接液体灌注装置、视频导入光纤及 200 μm 钬激光光纤,可进行可视化肾盏穿刺以及肾脏碎石。Needle-Perc 系统由穿刺外鞘和针柄两部分组成,穿刺外鞘是一个中空的金属鞘,外鞘头端呈斜面状,工作长度为 152 mm,外径仅为 4.2 Fr,工作通道内径为 3.6 Fr,是目前有文献报道的最细的穿刺外鞘,有利于进行穿刺;针柄为三通装置,可分别置入直径为 0.6 mm 和分辨率为 10000 像素的视频导入光纤、200 μm 激光光纤连接液体灌入装置。因此,该装置可以作为穿刺针完成精准的可视化肾脏穿刺,之后不需要另行器械组装,可直接由针柄通道置入激光光纤作为超细肾镜进行碎石治疗,集成像系统、灌注系统、肾镜通道为一体,在操作便利性方面优于国外研究者研发的可视化穿刺系统。

适用范围:①经皮穿刺协助进入肾盏(或进入肾脏集合系统)。②建立经皮肾通道后,加载光纤镜、钬激光光纤等器械,辅助诊断、治疗结石等泌尿外科相关疾病。

李建兴教授团队研发的 Needle-Perc 系统可以进行可视化穿刺,辅助建立标准皮肾通道治疗无积水肾脏结石。穿刺前,将视频光纤及液体灌注装置连接于针状肾镜上,采用重力滴水方式灌注即可保持手术视野的清晰。术中在超声引导下或者 X 线监视下应用 Needle-Perc 系统进行可视化穿刺,可视穿刺打破了传统穿刺非可视的局面,通过成像系统可视监控穿刺针走行全过程,当观察到结石时提示已穿刺进入目标肾盏,具有"可视"和"更细"两大优势,提高了经皮肾镜穿刺的精确度,大大降低了出血风险,辅助建立无积水肾脏皮肾通道,显著提高了该项手术的安全性。对于小于 1.5 cm 的结石可直接碎石,无须扩张通道。

(二)巴德球囊扩张导管建立皮肾通道

球囊扩张器进行皮肾通道横向扩张,为建立皮肾通道提供了便捷和安全的方案。球囊扩张导管,即肾造瘘球囊扩张导管(商品名:N30)(X-ForceTM N30 Nephrostomy Balloon Dilation Catheter)。肾造瘘球囊扩张导管为无源器械,包括球囊扩张导管、工作鞘、压力泵(部分型号)和附件。球囊外套由 Pebax 制成,带有钨-Pebax-Bessno 不透射线端;导管外部由尼龙 11-碳酸铋制成;工作鞘由聚四氟乙烯-碳酸铋制成。产品经环氧乙烷灭菌,一次性使用。球囊扩张导管是一个导管远端连接球囊,充盈后,球囊给周围组织施压造成(周围组织)直径尺寸变化,这种扩张叫径向扩张,因为力量从球囊径向向外。

(三)超声负压吸引碎石清石系统

超声负压吸引碎石清石系统有利于在碎石的同时清除结石,维持肾集合系统的负压状态。超声碎石是 24~26 Hz 的超声波在换能器内转换成机械振动性,使探针产生 30~100 μm 纵向振动而击碎结石,超声探针设计为中空,灌注液被持续抽吸出体外,对探针及换能器手柄起到冷却的作用,同时碎石被吸出体外。超声与负压组成的清石系统可快速、即时清除结石,无须增高水压冲出结石,减少了反复钳取碎石的机会,缩短了手术的时间,防止了结石碎片的堆积在输尿管内形成"石街"和结石残留的可能性。在主动清除结石的同时,负压吸附系统可进一步有效降低肾盂压力,在超声碎石清石的过程中,肾盂内压迅速下降甚至处于负压的状态,从而有利于减少碎石过程中毒素及致热原吸收,降低了发热、菌血症、脓毒血症的发生率,提高了感染石及结石合并感染治疗的安全性。使用超声碎石器时,主要以负压吸附结石并粉碎清除,遇有质硬结石,可施以轻微的压力降结石固定,加速结石的破碎,但应避免施力过大引起尿路损伤、穿孔。超声气压弹道碎石系统(以北京汇福康医疗技术有限公司的产品为例)产品组成:①主机:包括超声功率发生装置、空气压缩机组件、控制旋钮、显示屏、主电源控制开关、台车。②超声换能器手柄(型号:F050001)及中空探针(型号:334)。③气压弹道手柄(型号:F050002)及实芯探针(型号:204)。④结石收集器。⑤脚踏开关。该产品主要性能指标:①超声部分:a.超声波频率 $25\ kHz\pm1\ kHz$。b.超声换能器最大振幅 $80\sim2000\ \mu m$。c.探针材料要求:符合 YY/T0294.1—2005"外科器械,金属材料第 1 部分:不锈钢"中的 M 型奥氏体钢的相关规定。d.超声功率输出按 $10\%\sim100\%$,分十档可调,误差 $\pm5\%$。e.输出占空比按 $10\%\sim100\%$ 分十档调节,误差 $\pm5\%$。②气压弹道部分:a.单脉冲输出最大能量大于等于 $85\ mJ$。b.驱动气压最大值为 $0.22\ MPa$,$\pm10\%$。c.气压弹道探针振动的频率范围及误差:$1\sim10\ Hz$,误差 $\pm5\%$。d.气压输出按 $10\%\sim100\%$ 分十档可调,误差 $\pm5\%$。e.气压弹道探针最大振幅:$0.6\sim2.0\ mm$。f.探针材料要求:符合 YY/T   0294.1—2005"外科器械金属材料第 1 部分:不锈钢"中 M 型奥氏体钢的相关规定。

(四)超滑导丝

超滑导丝置入输尿管至膀胱,输尿管支架管沿导丝置入,有利于引流肾脏,促进结石排出。超滑导丝是一种特殊介入诊疗用导丝,超滑导丝通过专门的表面处理,降低导丝与微导管之间的摩擦力,或者降低导丝在通过血管等人体组织腔道时的阻力,提升导丝的导引、传送能力,降低对人体组织造成损害的风险。超滑导丝通常通过表面涂层来实现超滑效果,根据用途的不同,超滑导丝的表面涂层通常可以分为两类,即亲水性涂层与疏水性涂层。

1.亲水性涂层

亲水性涂层吸引水分子在其表面形成"凝胶状"表面,降低导丝的通过阻力;亲水性涂层通常使用接枝聚乙二醇(PEG)、聚乙烯吡咯烷酮(PVP),还有吸水性较强的多糖类。在涂层前先对基材进行预处理,如激光辐照、等离子体刻蚀等能够增加基材表面的反应活性。

2.疏水性涂层

疏水性涂层抵制水分子形成"蜡状"表面,减少摩擦,增加导丝的跟踪性能;疏水性涂层的典型代表为铁氟龙(PTFE)涂层,常用于导引导丝涂层,减少微导管和导丝的摩擦力,不用于血管类腔道。

泥鳅导丝头部柔软度极佳,使导丝易进入所要选择进入的血管。导丝主体有足够的柔韧性,使导丝的支撑力及操作性强,具有卓越的顺应性与优良的扭转操作性。创新的覆合物表层处理可减少磨擦阻抗力。导丝头端柔软性佳,可最大限度减少血管损害。泥鳅导丝是典型的亲水性超滑导丝,常用于血管腔道。建议使用方法:使用导丝前,取10 mL注射器吸取无菌水或无菌盐水溶液,接至导丝护鞘的灌注孔;注入无菌水或盐水溶液,使液体充满导丝护鞘,并观察到导丝周围有液体渗出。

注意:亲水涂层不会持久有效。若长时间使用亲水涂层导丝后感觉导丝不够光滑,应更换新的亲水涂层导丝。

（五）双 J 管

双 J 管又称"双猪尾管",因两端卷曲,每端形似猪尾而得名。产品采用环氧乙烷(EO)灭菌程序进行灭菌,仅限单次使用,切勿重复使用、重新加工处理或重复灭菌,因为这些操作可能会破坏本装置的结构完整性,并且导致器械发生功能障碍,进而可能导致患者遭受伤害、患病甚至死亡。重复使用、重新加工处理或重复灭菌也可能使器械受到污染,或者导致患者感染或交叉感染,包括但不限于传染病由一位患者传染给另一位患者。器械发生污染可能会导致患者遭受伤害、患病甚至死亡。由于其支架和内引流作用,用于肾盂输尿管交界部至膀胱的暂时性内引流,能解除输尿管炎症、水肿造成的暂时性梗阻,防止术后伤口漏尿和输尿管狭窄。同时,集合系统不与外界直接相通,可避免肾造瘘所引起的出血、感染;因无外引流管的限制和不适感,患者可早期下床活动,有利于术后康复。输尿管支架管用于由经过培训的医生在内镜或 X 射线透视下从肾脏引流到膀胱。

一般,双 J 管术后,患者在经过一段时间后需要回当时手术的医院在膀胱镜下拔出,一般用于:①输尿管梗阻的治疗。②促使输尿管结石自发排出。③输尿管镜检查、体外冲击波碎石及经皮肾镜后。④肾盂输尿管连接部狭窄的切开与重建。⑤恶性肿瘤造成的输尿管梗阻。⑥女性末段输尿管结石术。

特点:①材料为聚氨脂,抗老化性强,组织相容性好,无毒性,表面极光滑,结壳倾向小。②可曲性好、具有弹性、内径大、管径大、管壁厚、引流量大、管径合适、不会上下移动、X 线能显影。③为 Tiemann 尖端,便于进入输尿管,采用聚氨酯材料,柔软,高弹,侧孔多,流量大,不易变形,支架光滑,易穿过输尿管,生物相容性好,对组织无伤害,无刺激,不堵塞,X 光射线完全显影,便于检查。④型号:双尾,单尾,导管外径分 4F、5F、6F、7F、8F。⑤组成:导尿支架,助推管,导丝等。⑥长度:15 cm、22 cm、24 cm、26 cm、28 cm、30 cm。⑦产品种类:有手术中型、海马管、双端开口、单端开口、肾移植用管等品种。

禁忌证:禁忌使用本器械的手术患者;原因不明的血尿、未修补的输尿管撕裂。

注意事项:建议仅一次性使用;在放置期间或之前弯曲或扭结可能会损害支架的完整性;如果在前进或退出支架期间遇到阻力,应停止操作。在为确定阻力原因并采取补救措施的情况下,不要继续操作;建议定期进行放射学照相检查、同位素检查或膀胱镜检查,以评估支架的疗效,并观察可能的并发症;不应将支架作为永久植入的器械;在没有全面理解手术的适应证、方法和风险的情况下,不应植入输尿管支架。

不良事件:与逆行性或顺行性放置的留置输尿管支架有关的不良事件包括但不限于

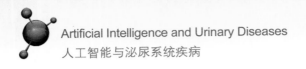

泌尿道返流(如输尿管返流)、堵塞/阻塞(如导管、支架)、移位(如位置改变)、出血、感染(如败血症、腹膜炎和尿道感染)、穿孔(如膀胱、输尿管、肾和肾盂)、外渗、结壳、肾功能衰竭、水肿、泌尿道症状(如尿频、尿急、尿失禁、排尿困难、夜尿症和血尿症)、疼痛/不适、支架破裂、瘘管、肾盂积水、结石形成、组织损伤、糜烂、水肿。

操作说明:放置之前,为了活化涂层,应至少将支架在无菌水或生理盐水中浸 30 秒。在放置期间,应保持支架湿润。如有必要,可在放置期间用一个湿润的纱垫握住支架。不要使用干纱布或任何溶剂擦拭支架,因为这可能会损坏涂层。顺行性经皮放置方法:使用经皮置入套件,建立肾盂手术部位的入口;将导丝的柔性末端向下穿过输尿管,进入膀胱;沿着导丝穿过适合的开放末端的输尿管导管,以便确认进入膀胱腔的入口。此时,可将适当尺寸的半刚性鞘放置到进入部位,这是一种有用的辅助方法;将支架和定位器组装在导丝上;将支架的锥形末端穿过导丝,并用定位器沿输尿管向下推支架。如果对最终定位不满意,可以使用支架上连着的取回线进行复原;确认下线圈在膀胱内,上线圈在肾盂内。取线方法如下:握住缝线结,然后割断一股线,在握住缝线结的同时轻轻拉动取回线。然后,取出导丝和硬化器,用定位器固定支架。此时,如需要临时施行经皮肾造口引流术,可通过定位器插入适当的 J 形导丝引导器。

注意:已有证据显示,放置输尿管支架可能会引起相关并发症。因此,在使用本品前应根据患者的具体情况权衡相关风险与获益。为了最大限度确保随访期的患者依从性,放置本品应得到知情同意。必要时,可用内窥镜活检钳调整支架位置。用内窥镜活检钳轻轻牵拉可轻易地取出支架。

※ 拓展阅读 ※

泌尿系统结石是泌尿外科常见疾病,其发病率占泌尿系统疾病的 6%～10%,近年来其发病率在全球均有增加趋势。健康问题得益于经济的持续健康发展,我国医疗创新、医疗器械水平不断提高。早在 1992 年,我国吴开俊教授和李逊教授就提出中国式微创 PCNL(Chinese-mini PCNL)(16F 和 18F),并采用一期经皮肾微造瘘、二期输尿管镜取石的方法。在此基础上,广州医科大学第一附属医院曾国华教授联合杭州好克光电仪器有限公司发明的一种新的采用中国人的手术类型和命名方式的 PCNL 技术-超微经皮肾镜取石术(super mini PCNL,SMP),是国际领先技术和设备,在国际上得到了广泛的应用与推广。

SMP 的吸引鞘与传统经皮肾镜相比,通道更细(肾镜直径 2.2 mm,外鞘直径 3.8～4.5 mm),设计为双层结构,于鞘夹层向患者体内灌注冲洗液,在鞘内则同时负压吸引冲洗液和碎石,不需要增加其他管道。

SMP 将传统 PCNL 加以改进,在保证手术效果的前提下,皮肤、肾脏损伤小,多数患者不用放置肾造瘘管及双 J 管,可以达到完全无管化,大大减少了术后并发症的发生,促进了患者的康复。

　　SMP 适应证包括：①肾结石长径小于等于 2.5 cm。②小儿结石。③难以用输尿管软镜治疗、软镜治疗失败的肾结石,尤其是复杂的肾下盏结石。④ESWL 治疗失败的肾结石。⑤PCNL 术后残留平行盏结石。

参考文献

[1]叶章群,邓耀良,董诚.泌尿系结石[M].北京:人民卫生出版社,2005.

[2]那彦群,叶章群,孙颖浩,等.中国泌尿外科疾病诊断治疗指南 2014 版[M].北京:人民卫生出版社,2014.

[3]赵玉沛,陈孝平.外科学[M].3 版.北京:人民卫生出版社,2015.

（李大伟　张兆）